泡杯養生茶

茶喝好，人慢老！

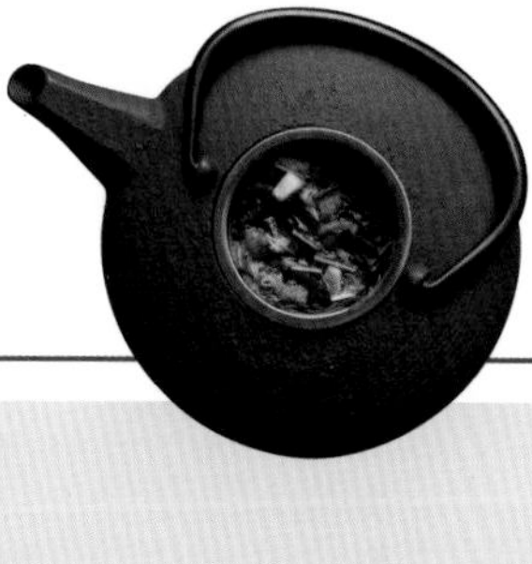

中醫名家37道提升自癒力的私房茶療，

讓你不用藥也健康！

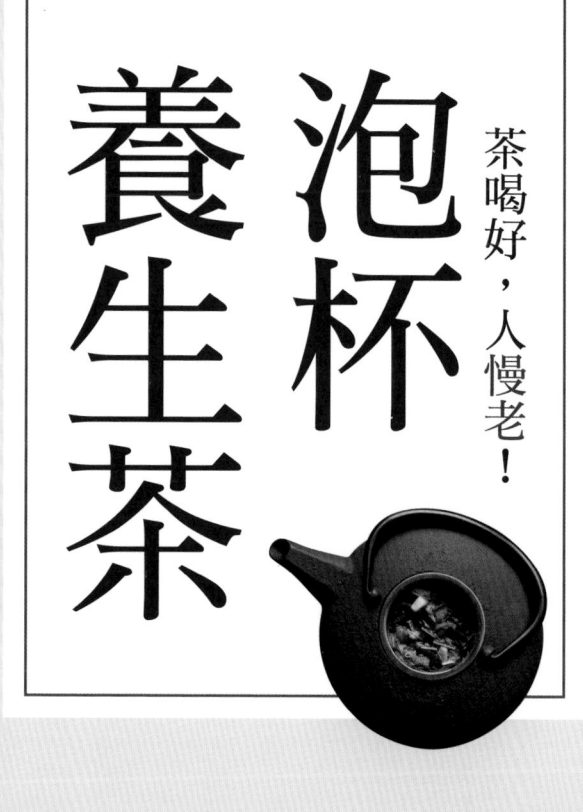

吳建隆——著

晨星出版

自序

從小，我對醫療的印象就只有西醫，而沒有中醫的概念，因為每次生病都是去看西醫、吃西藥，很少接觸中醫。陽明大學物理治療學系畢業後，我成為合格物理治療師，在此階段中，我所有的所有治病及保健觀念，都是現代醫學的理論，而與傳統中醫的療法無關。

退伍後，我進入中國醫藥大學繼續進修，這才開始接觸傳統中醫。記得開始看古代的中醫典藉時，常常因看不懂而昏昏欲睡，久久才覺清醒。如此反覆數十次後，才覺似乎能稍稍一探中醫的奧秘。

隨著時間過去，我慢慢才了解中醫是如此博大精深，順應自然，所以能流傳至今，甚至到未來。我的許多治療及保健觀念都受到中醫影響，開始有了變化。我漸漸改採中醫療法，並配合現代科技的各項檢驗，以驗證傳統中醫是否仍經得起時代考驗。

綜觀現代，不論什麼領域，任何的研究與進步，都是為了延長人類的壽命、提高生活的品質。因此，許多新式的健康食品、保健理論，甚至新式的醫療儀器與手術方法，都陸續被發展出來。然而，人還是人，無法脫離自然而活。

因此，有關用藥物或藥膳來治療疾病的觀念，在《黃帝內經素問．五常政大論篇》說得很不錯：「大毒治病，十去其六，常毒治病，十去其七，小毒治病，十去其八，無毒治病，十去其九，穀肉果菜，食養盡之，無使過之，傷其正也。」意思是說，用很強烈的藥物，疾病好了六成，就不可再用這麼強的藥物了；若用效力較弱的藥物，當疾病好到九成，也該停藥了。之後的調理，就要靠穀肉果菜，以藥膳形式養護身體，讓疾病痊癒、身體完全康復。但最重要的是，凡事不能太過度，即便再好的療法或食方皆同，以免傷害身體的正氣。

觀察坊間養生主流，許多人在疾病初發之時，就直接用藥膳治療，或不依體質辨證而道聽塗說，不遵醫囑隨意用藥的結果就是延誤病情，甚至損傷正氣。本書中的茶方僅能緩解症狀，而不能當作藥飲；若是感覺自己生病了，最好直接找醫生，而不要擅自判斷，以免養生不成，反損健康。如服用書中的茶方，仍未能改善困擾情況，代表並沒有對症下藥，最好也趕緊找醫師把脈診治，較為恰當。

本書旨在提供大眾不同的養生保健方法，而非代替醫療角色；本書中的茶方，適合未有重大疾病，僅因勞累、壓力、節氣、休息不足等原因而導致身體不適者，或雖患有疾病，但仍依循醫囑定時服藥，且確認書中茶方成分不會與藥效相牴觸者，作為輔助康復的飲品服用。若有任何問題，仍宜尋求合格的中醫師診斷，切勿自行停藥，或以茶代藥。

希望此書對你有幫助。

吳建隆

敘於台北　二〇一九年十二月

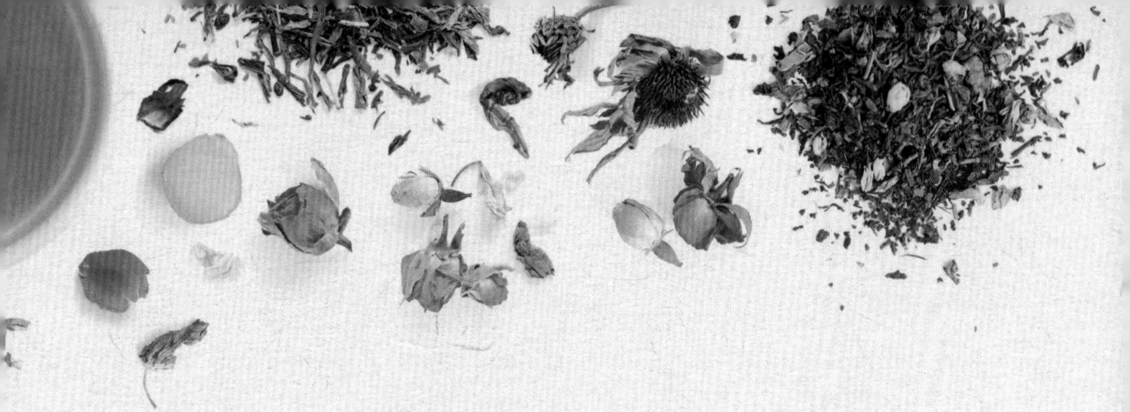

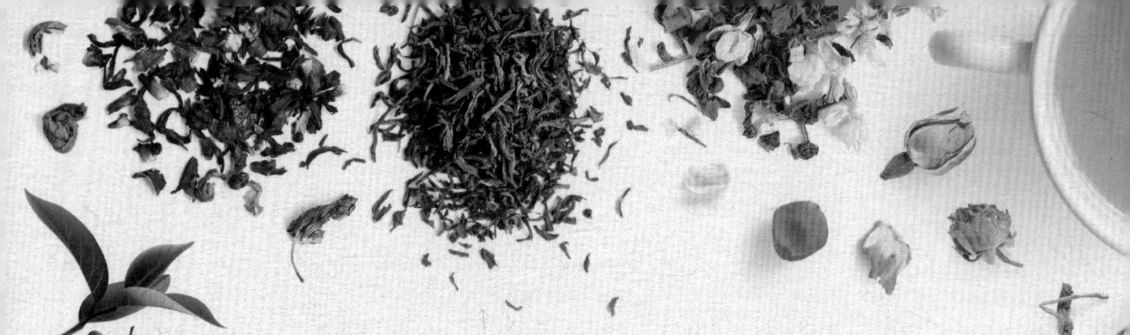

Contents

目錄

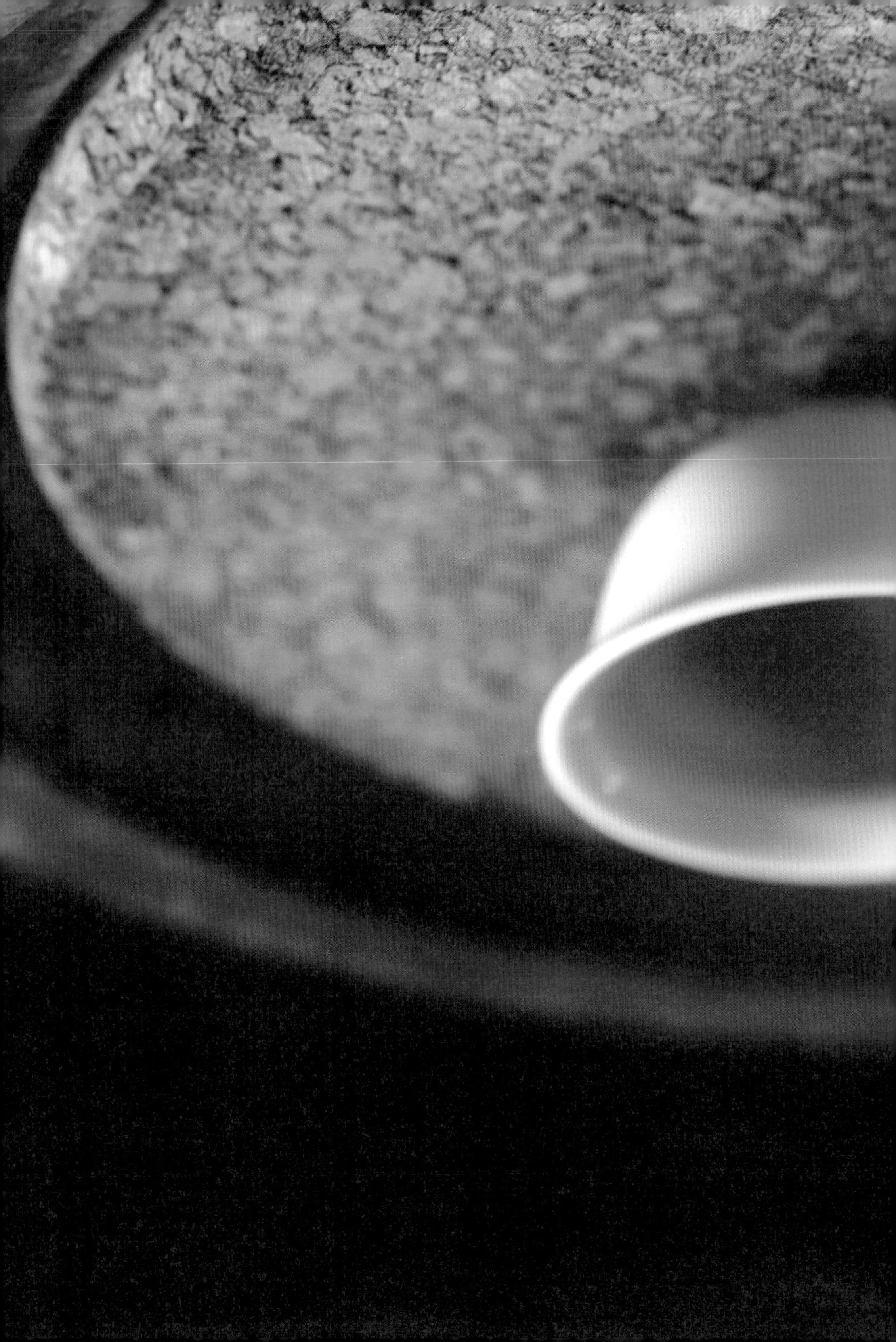

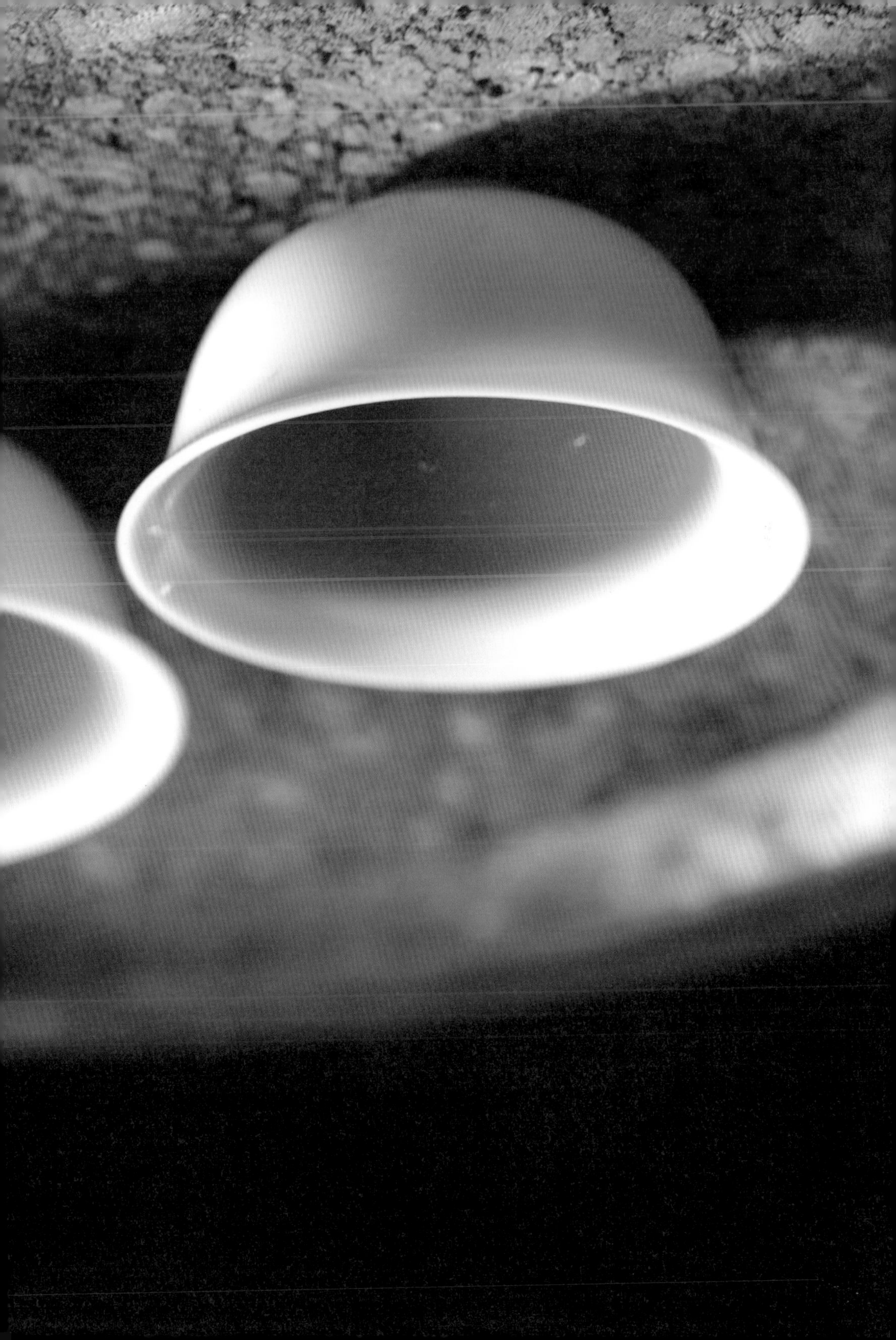

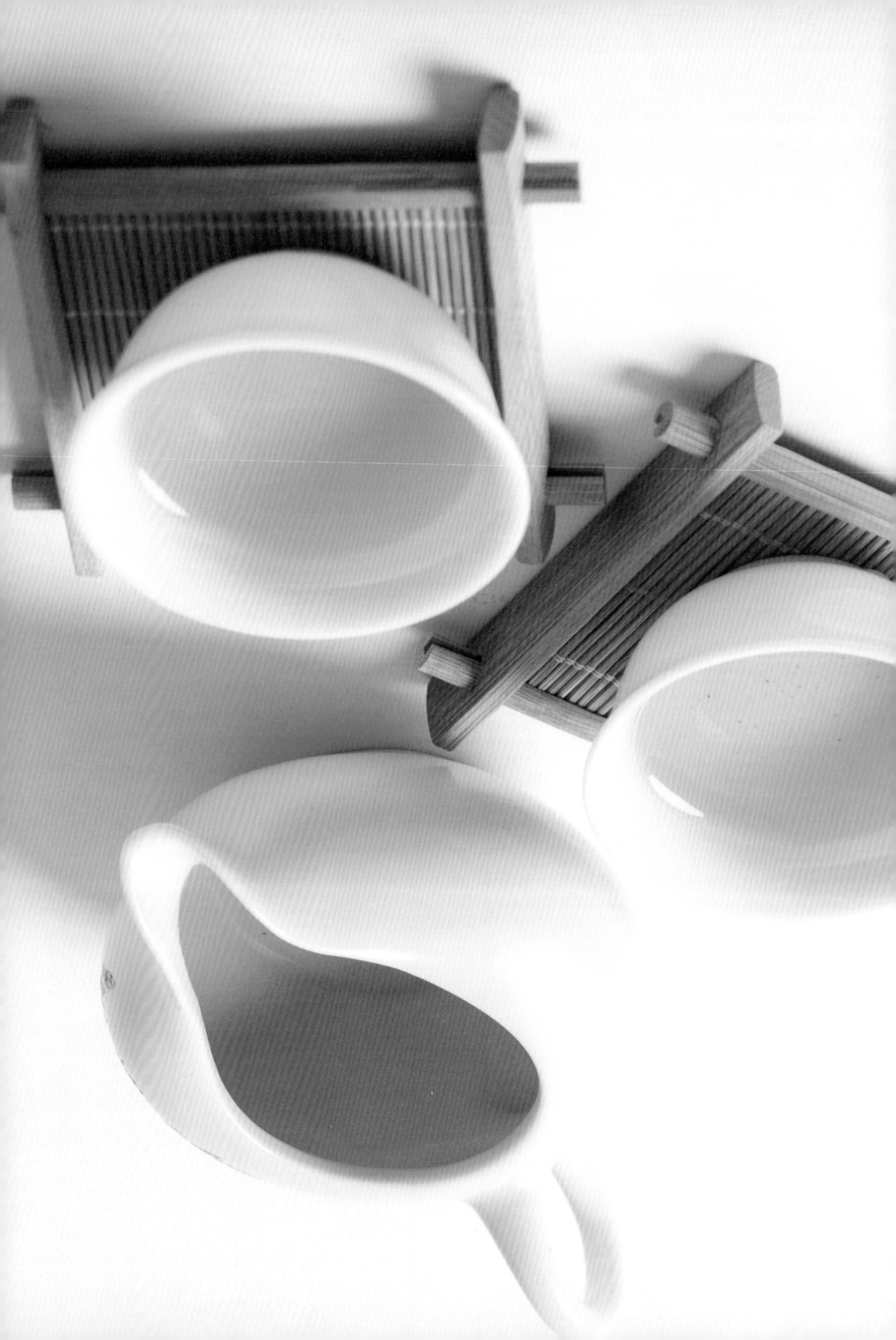

PART

1

茶

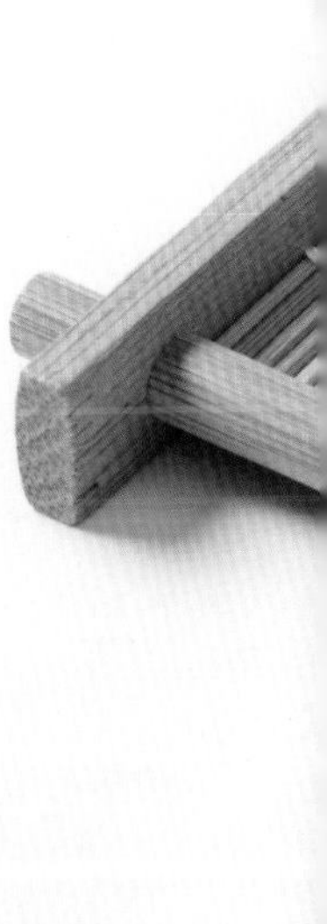

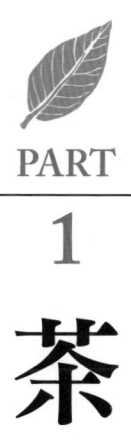

飲茶文化歷史悠長，經過一段漫長的發展過程，才了有今日豐富多元的樣貌。茶葉在使用之初，不是拿來飲用，而是作為具有療效的藥性植物，從野地採收回來後，以生茶煎服。後來，茶逐漸發展成菜，成為飯桌上的一道佳餚，大半用作羹飲或與其他食物調劑飲用。直到隋唐時代，飲茶成為時尚，及至明代，各種飲茶方法如雨後春筍般興起，飲茶才正式成為一門既高尚且富有情趣的藝術。

茶的分類

茶葉依據製作方式的不同可分為六大類，包括綠茶、黃茶、白茶、青茶、紅茶及黑茶。以製作方式分類之意，即同一棵茶樹可能產出不同種類的茶。採摘後的茶葉，如不發酵可製作出甘爽的綠茶，輕度發酵可製作出清香的黃茶和白茶，中度發酵可製作同具綠茶清爽與紅茶濃潤的青茶，完全發酵可製成紅茶。完全發酵後再經過渥堆的後發酵工法，則可製作出風味濃厚的黑茶。

我們常聽到的「金萱」，指的是茶樹的品種名稱，廣產於南投及嘉義；所謂的「金萱綠茶」，則是指以製作綠茶的零發酵工法處理金萱茶葉。意即金萱是茶種名稱，而綠茶則是製作方法。同樣地，「金萱烏龍」指的就是以製作烏龍茶的半發酵工法處理金萱茶葉，與金萱綠茶一樣，使用的是「金萱」這種茶，兩者的口感卻大大不同。

然而，並非所有茶種都適合以特定方式製作。例如台灣知名的紅玉紅茶，當然也能以零發酵的工法製作成紅玉綠茶，但是口感和氣味可能都不比製作成紅茶來得佳。簡單來說，每一種茶種都能以六大茶類的生產方式製作，但應依照每一品種的適性製作茶品，才能凸顯出它們各自的風味和特色。

台灣知名的茶類有凍頂烏龍茶、文山包種茶、東方美人茶、松柏長青茶、阿里山珠露茶、日月潭紅茶、木柵鐵觀音等多種，其中尤以各類高山茶最負盛名。台灣現有的高山茶園，從前多為林地，土壤肥沃、地力雄厚，能提供茶樹極佳的養分。

高山地區由於早晚雲霧繚繞，氣候濕冷，日照時間平均較短，使茶葉中兒茶素類的成分降低，茶胺酸及可溶氮的成分增加，同時降低苦澀的口感，並增添甘美的風味，適口性更佳。此外，日夜溫差大，也使茶樹生長較為緩慢，茶葉的芽葉柔軟、葉肉厚實，果膠含量豐富，也可讓高山茶沖泡出的茶湯韻味醇厚。

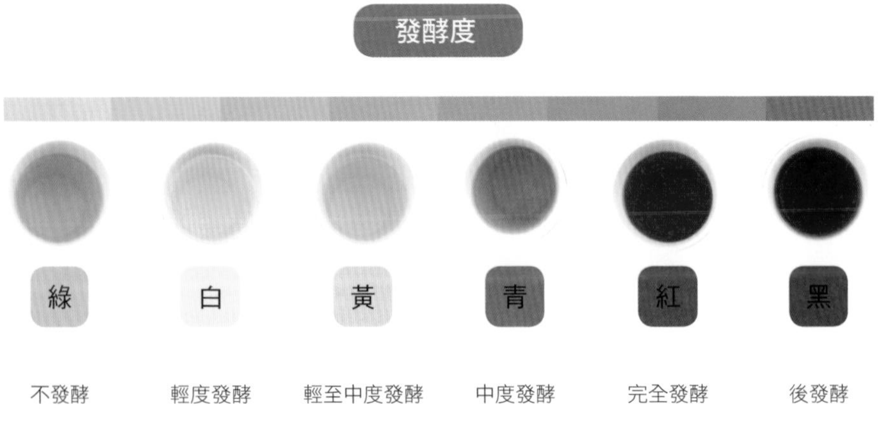

▲六大製茶方法

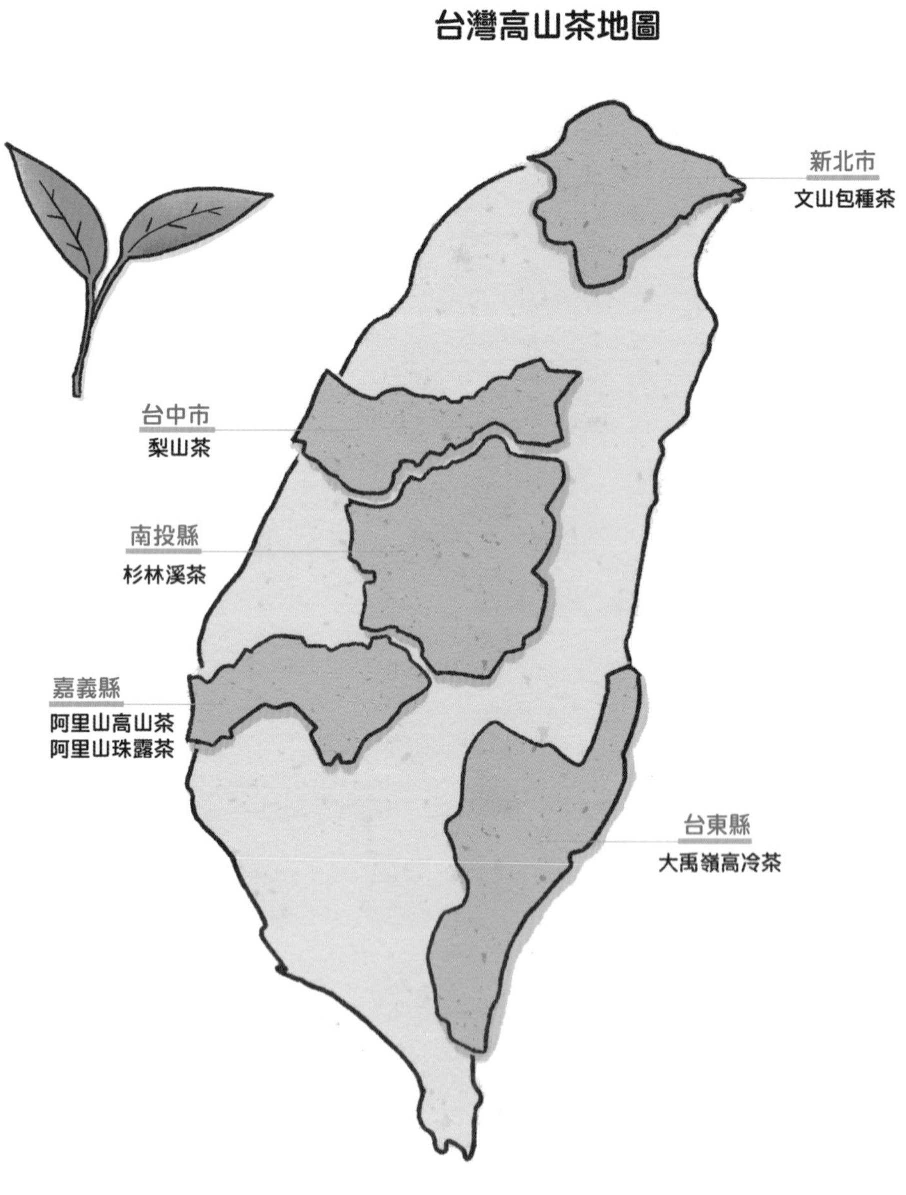
台灣高山茶地圖
新北市
文山包種茶
台中市
梨山茶
南投縣
杉林溪茶
嘉義縣
阿里山高山茶
阿里山珠露茶
台東縣
大禹嶺高冷茶

▲台灣高山茶地圖

飲茶工具

飲茶不同於喝水，有一定的飲用過程和方式，不同的茶種有不同的品嚐方式，如果想品飲出各種風味的茶香，那麼了解飲茶方法是絕對不可少的一門基本功課。別看泡茶很輕鬆，它其實可是一門深奧的學問。

飲茶講究甘、醇、香，要達到這三種境界，須講究水質與茶葉，得具備一定水準；一組好的泡茶工具，則是為茶湯美味大大加分的利器。沖泡時，須注意水量、水溫及沖泡時間三大要素，才能泡出大師級的茶飲。

茶具演變

一般人說的「茶具」是指專門泡茶用的工具，包括茶壺、茶杯、茶盤、茶碗等。人類在剛開始飲茶的時侯，並沒有專用的茶具，而是使用簡單粗陋的器皿，後來為了提升飲茶樂趣，才逐漸有茶壺、茶杯、茶托等專門供人飲茶的器具誕生。

中國最早使用的茶具是用陶土製成的缶（為肚大口小的容器），而且沿用相當長的一段時間，唐代飲茶盛行之後，才有金屬茶具的出現。不過，當時只有王公貴族能使用金屬茶具，一般的平民百姓仍使用陶器茶具為多。到了宋代，茶具出現重大變革，茶盞（口大底小的茶碗）成為一般市井人民的飲茶方式；明代中期以後再有瓷壺、紫砂壺發明，清代又有漆器茶具產生。及至民初，不鏽鋼、玻璃等材質陸續出現，茶具樣式多元、豐富，令人目不暇給。

茶具對茶的影響

質感佳、使用順手的茶具，不僅能提升泡茶的愉悅感，也會對茶湯的口感產生影響。茶具的型態及材質掌控了水溫及沖泡時間兩大變數，並扮演保溫的關鍵角色，因此應依據茶葉的適溫性及耐泡程度，選擇適當的工具。

選用適合的茶具材質，沖泡出的茶湯色澤溫潤，香氣清雅；反之，選用不適合的茶具，不僅可能無法泡出美麗的茶色和迷人的香氣，更可能破壞茶葉原有的營養及功效。常見的茶具材質有鑄鐵、陶器、瓷器、玻璃等，傳熱性及保溫性也各不相同。

除材質外，茶具的型態也會左右茶湯的美味與否，常見的茶具種類有蓋杯、蓋壺等。選購茶壺宜小不宜大，壺大容易散失茶香，壺小香聚而不散，方便細細品酌。

紅、綠茶可使用各種茶具，高級茶、名茶宜選購玻璃茶具，烏龍茶則選用有蓋的陶器和瓷器茶具為佳。千萬不要使用保溫杯或塑膠杯泡茶，因為保溫杯積聚熱氣的原理，會導致茶湯溫度過高，茶葉容易變黃、味道轉淡、變澀；而塑膠杯遇熱會產生化學物質，吸入鼻中或喝入體內會對身體造成傷害。

每次沖飲完畢，隨手將茶壺中的茶葉倒掉，並用清水清洗，就不會留下茶垢，否則時間一久，茶垢就不易清除。對付陳年茶垢，可擠少量牙膏於其上，用手或棉花棒將牙膏塗抹均勻，約經1分鐘後，以清水清洗即可。

此外，也要依據不同的茶葉，使用不同的方式沖泡。每種茶葉有不同的口感風味，如果千篇一律地使用同一種方法沖泡，不僅會喪失茶葉本有的茶香，也會使泡茶這件愉快的事情，變得枯躁乏味。

接下來將就數種常見的茶具材質及型態進行簡單介紹，了解什麼樣的茶，應該搭配哪些特別的茶具使用，才能使茶湯風味表現的淋漓盡致。

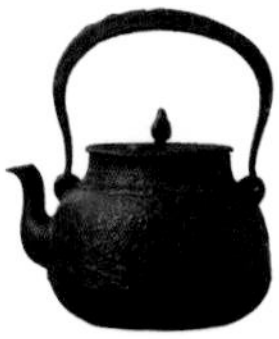

鑄鐵

鑄鐵導熱快、保溫性佳，鐵壺能釋放對人體有益的二價鐵，並吸附水中的氯離子，使水質轉為清甜，不僅提升口感，長期飲用也能有效改善貧血。須注意的是，鑄鐵升溫迅速，雖然適合用來沖泡香氣高的後發酵、重焙茶品，卻不適合沖泡質地淡薄的綠茶或輕發酵茶。此類茶中的單寧酸會使氧化的鐵鏽還原，溶入茶湯之中，不僅影響茶湯色澤，也會使茶湯出現異樣的鐵鏽味。

導熱速度	🍃🍃🍃🍃🍃
保溫效果	🍃🍃🍃🍃🍃
適合沖泡	黑茶、鐵觀音、普洱茶
不適合沖泡	綠茶、白茶、黃茶

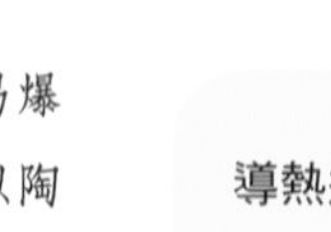

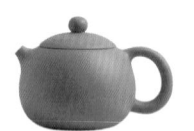

陶器

陶器導熱佳，透氣性好，耐燒不易爆裂，應用最為廣泛。所有茶葉都可以陶壺沖泡，但由於陶壺吸附氣味的能力極強，因此一把陶壺應當只泡一種茶，以免不同茶味混雜。紫砂壺是其中一種常見的陶壺。

導熱速度	🍃🍃🍃🍃
保溫效果	🍃🍃🍃🍃
適合沖泡	任一種茶類，重焙的球形茶尤其適合

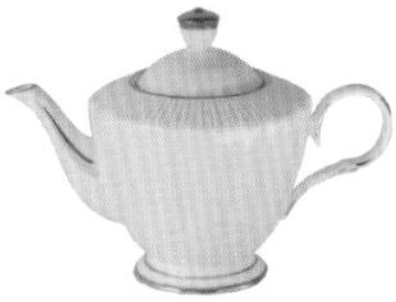

瓷器

瓷器薄脆光滑，導熱適中，保溫性可。瓷器茶具質地細緻，色澤白勻，能襯得茶湯增添幾分優雅。由於不易吸附茶味，適合沖泡質地淡薄、香氣高的茶類；此外，由於保溫性未若鑄鐵及陶器來得強，也能夠保存茶原有的色澤及營養，不易悶出熟味。

導熱速度 🍃🍃🍃

保溫效果 🍃🍃🍃

適合沖泡 包種茶、東方美人茶、紅茶、花草茶

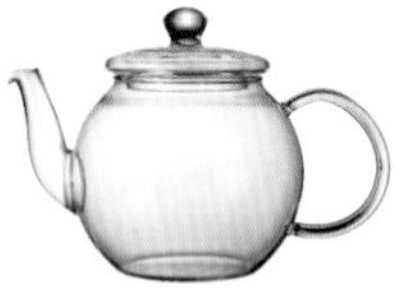

玻璃

玻璃茶具耐高溫，密度高、氣孔少，不會吸附茶味。玻璃的導熱速度快，但保溫效果不佳，適合用來沖泡質地幼嫩的茶葉，或是香氣四溢的花草茶。透明的質地使茶葉、花草、果粒舒展的身姿一覽無遺，流動美麗的光彩。

導熱速度 🍃🍃🍃

保溫效果 🍃🍃🍃

適合沖泡 紅茶、花草茶

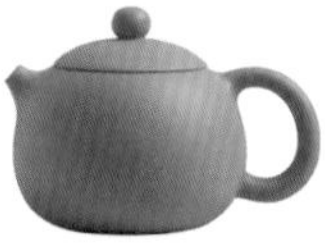

蓋壺

蓋壺是最基本的泡茶器具，幾乎適用於各種茶類的沖泡。茶壺保溫能力會因其材質而有所不同，故須依據茶種選用適合的茶壺。沖泡新茶時，水溫不須高，可選用瓷壺或玻璃壺；相反地，沖泡老茶時，則可選擇保溫效果強的紫砂壺。使用蓋壺的另一好處是，沖泡功夫茶時，可以輕鬆將茶湯與茶葉分離，以維持其口感及成分。

Point

沖泡香氣高的茶種時，可選擇質地較為輕薄的瓷壺或陶壺，以充分釋放茶香；沖泡口感醇厚的茶種時，則可選擇質地較為厚重的陶壺或鑄鐵壺，以高溫帶出茶湯的韻味。

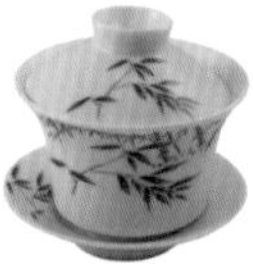

蓋碗

蓋碗也是常見的沖泡器具，多為瓷器，能真實還原茶香，又不似蓋壺高聚熱、出水慢，適合沖泡不可久悶的高香氣茶類。使用蓋碗也較便於聞蓋香、觀葉底，且清洗容易，惟頭幾泡茶水溫度較高，易致白瓷燙手，使用時須多加留意。此外，蓋碗亦相當適合用來沖泡養生茶飲。

Point

蓋碗聚熱性沒有蓋壺來得高，因此不適合沖泡底蘊濃厚的老茶，如普洱茶及黑茶，不易逼出香氣及醇厚的口感。但也由於水溫低，不易悶出熟茶味，茶葉亦較為耐泡，適合沖泡白茶、鐵觀音等中低度發酵茶類，帶出清新香氣。

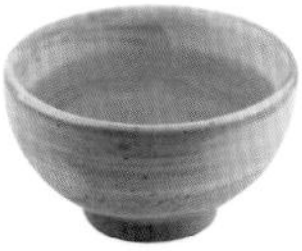

茶碗

茶碗是近幾年逐漸興起的泡茶器具，使用方式為直接於碗中放入茶葉並沖入熱水，欣賞茶葉在碗中舒展、開散的姿態，以及茶湯顏色的變化。茶碗可作為個人飲茶器具使用，也可以茶杓分盛。茶碗無蓋，散熱佳，不易悶出熟茶味，但保溫性相對較低。

Point

茶碗因散熱快，茶氣易散失，故用以沖泡對水溫要求相對較低的茶類為宜，例如玉露及烏龍。此外，茶碗亦不適合沖泡有細碎茶葉或不耐久泡的茶類，因不易取出、浸泡時間長，可能影響茶湯風味。

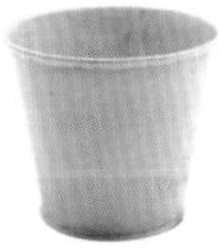

其他器具

其他泡茶器具還有各式杯具，如瓷杯、陶杯、玻璃杯等。瓷杯光滑，較不易吸附茶味，便於取得；陶杯氣孔細密，傳熱慢，能蓄存茶香；玻璃杯傳熱快，全無氣孔，可觀賞茶葉舒展身姿。

Point

除底蘊濃厚，須依賴高溫釋放香氣的茶類外，幾乎所有種類的茶都適合以瓷杯沖泡；陶杯適用焙火、重度發酵茶種，如烏龍茶生茶、鐵觀音及普洱茶，以帶出茶湯醇厚卻帶強勁的滋味；玻璃杯則適合沖泡香氣高的茶種、容易泡開的新茶，或是養生飲品。

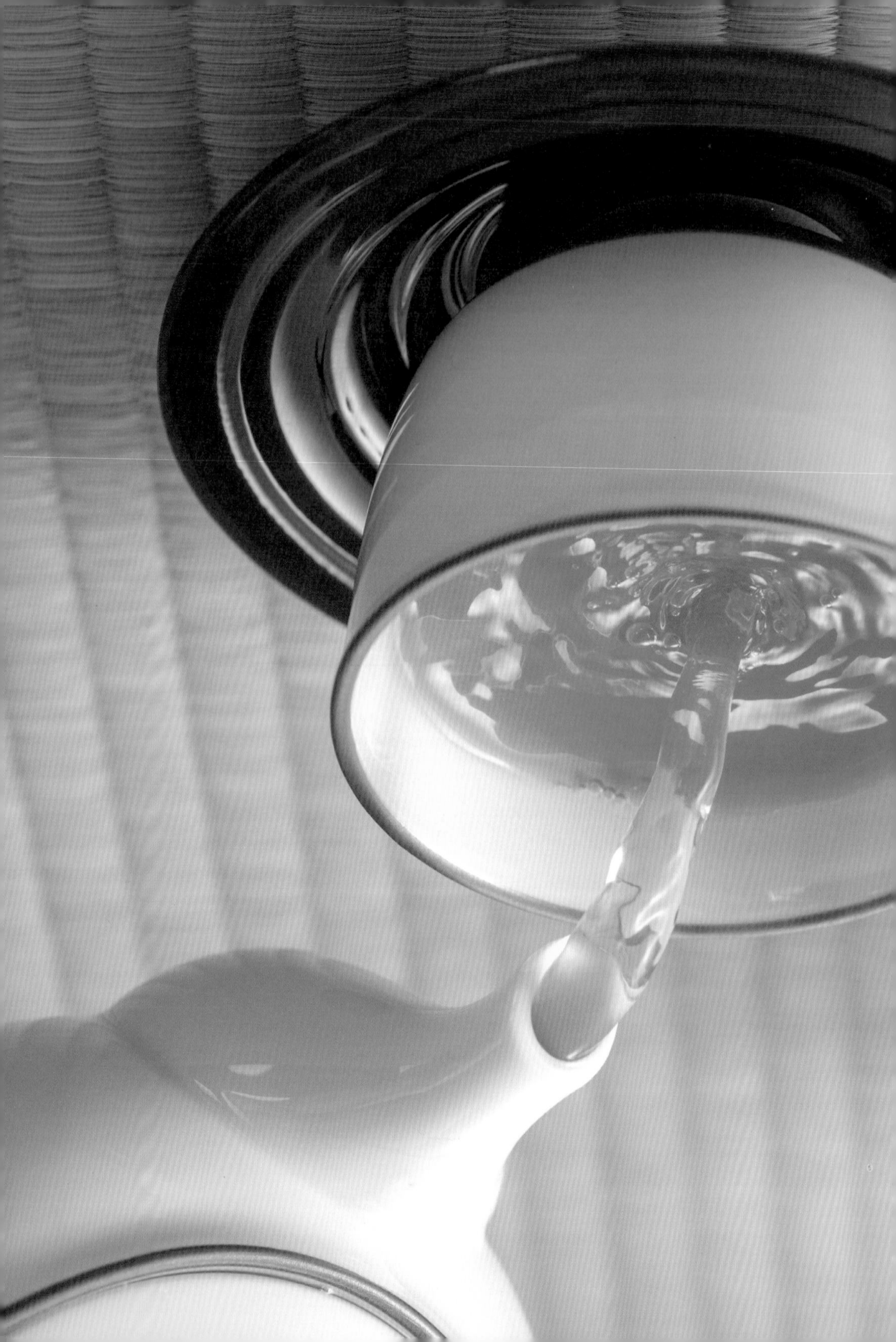

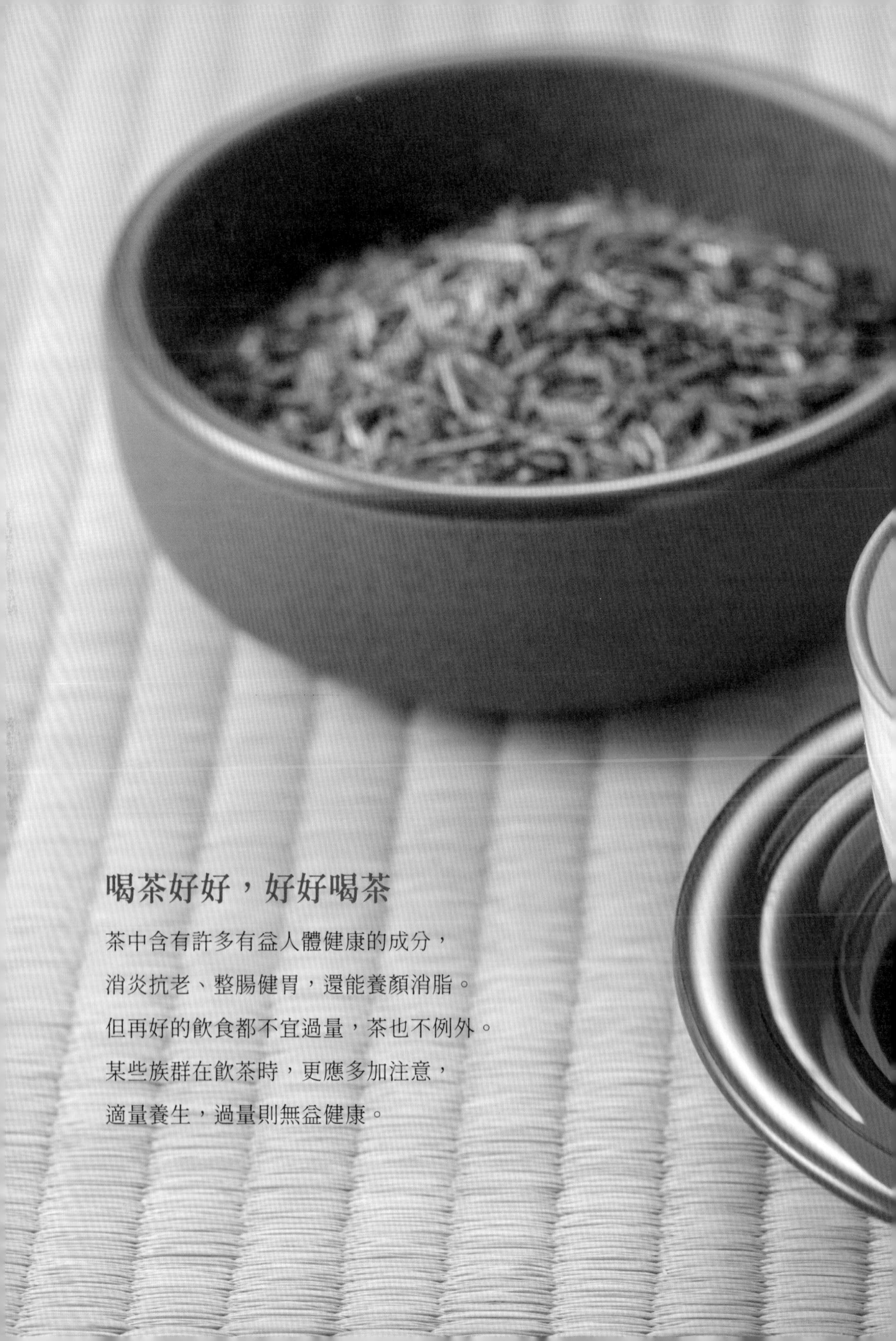

喝茶好好，好好喝茶

茶中含有許多有益人體健康的成分，
消炎抗老、整腸健胃，還能養顏消脂。
但再好的飲食都不宜過量，茶也不例外。
某些族群在飲茶時，更應多加注意，
適量養生，過量則無益健康。

茶葉的保健成分

自古以來，茶被認為是最好的保健飲料，在歷史上也有許多茶飲有益人體健康的文字記載，例如「神農嚐百草，日遇七十毒，得茶而解之」，說明了「茶」可以解毒、當藥使用，可見茶的保健功能相當全面。

茶飲可調節人體生理機能，現代飲茶，不期望它能治病，而是用以預防疾病的發生，並增強人體的抵抗力。以下就幾種茶中常見的保健成分詳細說明。

兒茶素

兒茶素是活性最強的天然抗氧化劑，常被添加於保健食品中，增添抗氧化及抗老的效用。

咖啡因

咖啡因是一種能刺激中樞神經的成分，具有利尿作用，且可以加速脂肪裂解代謝。咖啡因占於茶葉裡可溶成分的8～10%，多數成人一天攝取300毫克的咖啡因並無害處，但如果對咖啡因敏感的人，則必須限制對咖啡因的攝取。

咖啡因的代謝速度很快，在體內殘留時間不會超過24小時。正常飲茶只會增強體質，不會帶來不良後果，更具有保健功效。

單寧酸

茶葉中的單寧酸可預防氧化、促進脂肪酵素分解、降低心血管疾病機率，但單寧酸會和體內的鐵質結合，影響人體鐵質的吸收。若鐵質攝取不足，易造成缺鐵性貧血，使精神不集中、記憶力衰退。

但若以冷泡的方法沖製，可使茶汁保有甘甜，單寧酸和咖啡因卻不易溶解，能避免前述問題產生。

另外，單寧酸會因茶的烘焙過程有不同變化，通常發酵程度越高，所含的單寧酸越少，的維生素C也流失越多。而未發酵的綠茶，單寧酸的含量比較高，維生素C也較多，所以越是高級的茶，單寧含量也越多。

鉀離子

高血壓是現代社會常見的疾病，血液中的鈉含量過高，是致病的原因之一。茶中富含的鉀離子，可促進血液中鈉離子的排除，達到預防高血壓的功效。

茶胺酸

茶胺酸是一種帶有甘甜味的胺基酸，茶葉含茶胺酸量越高，茶湯越甘甜，可增加茶的適口性。茶胺酸也可來修飾口味，如苦味、澀味、金屬味或阿斯巴甜等不良殘味，使食品更有順口性。

茶葉中所含的蛋白質與胺基酸在茶葉泡開之後會產生沉澱作用，但是因水溫高，所以喝的時候感覺不出來，而胺基酸是使茶湯甘美重要因素。

茶胺酸會減少血張素的濃度，降低高血壓的效果顯著，能緩和精神狀態，以影響周圍神經系統及末梢血管。

葉綠素

植物所以是綠色的，是因為含有葉綠素。葉綠素是由許多元素在極其複雜的的條件下形成的，某些植物的嫩葉是紫色、黃色，或是淺綠色和白色，這都是由於葉綠素不足，且含有其他色素的緣故。茶的品種不同，葉綠素含量也會不同，而茶品種的好壞，全視葉綠素含量的多寡而定。

葉綠素對受損的胃黏膜具有保護及修復的作用，同時也能夠去除因胃腸障礙所引起的口臭，並抑制胃蛋白酶的活性，保護胃壁。因為屬於不溶性成分，其成分可使血中脂質量回復正常，預防動脈硬化，並降低變異原物質之代謝活性，促進解毒作用。此外，葉綠素對於因維生素C不足，引起牙齦出血所產生的口臭也有效。

葉綠素是血液的增倍劑。葉綠素中含有鐵質，如能充分攝取，便能增加血紅素的含量，功能有點類似維生素C。

青葉酒精

青葉酒精是新茶獨有之清香，以及茶湯香氣的來源。夏季炎熱，或貯藏溫度過高時，青葉酒精輝發，新茶的香味就會消失。所以想保持新茶的香味，就要將新茶貯藏在攝氏5度上下。

維生素C

越新的茶，維生素C的含量越多。維生素C是血液的調整劑，是預防壞血病不可或缺的要素之一。維生素C含量最多的茶是煎茶，而最少的是日本高級玉露茶及抹茶。維生素C會因氧化而減少。茶葉中含水量超過6%，或者是高溫、日照都會使維生素C大量減少；除了茶的顏色會褐變，滋味也會變得不清爽。

茶葉中含有豐富的維生素，可分為水溶性和脂溶性兩類。水溶性維生素C於茶中含量最多，一般每100克高級綠茶中含量可達250

毫克左右，最高的可達500毫克以上。飲用綠茶可以汲取一定的營養成分。

冷泡茶是將適量的茶葉放在冷水中，靜置數小時後飲用，這種冷泡茶的口感較為甘甜，也不會破壞維生素。

無機成分

所謂的灰化物相當於營養中的無機質，主要由金屬類化合物及矽氧化物等，一些難溶性無機成分所組合而成。在化學定量分析上，灰化物可出分為二大類，包括可溶於茶湯中的可溶性灰化物，以及留存於茶渣內的不可溶性灰化物。以上物質會隨茶葉發酵程度不同，以及採收季節不同而互相消長。

成分／含量	功效
兒茶素類 及其 氧化縮合物 10-30 %	1. 茶葉中的多酚類具有收斂作用，可促使腸道蠕動能力增強，因此具有治療便祕的效果。 2. 茶樹能從土壤中吸收氟，因此茶葉中也含有氟質，所以可以達到防止蛀牙、預防口臭的功效。另外，茶葉中的茶多酚類化合物也可以殺死齒縫中的乳酸菌及其他齲齒細菌。 3. 茶中的多酚類可以增強腸道蠕動，因而有助食物之消化，以達到預防消化性器官的疾病產生。除此之外，多酚類還能以薄膜的形態附著在胃的傷口上，以制止胃潰瘍所引起的出血。還可以對胃、腎、肝進行淨化作用，因此還有人將濃茶稱為「人工肝臟」。 4. 兒茶素類化合物可以使血管保持彈性，降低血壓，消除血管痙攣，可防止血管破裂。 5. 與重金屬相結合成沒有溶解性之化合物，因此可防止有毒物質吸收。 6. 可以去油脂，有減肥的效果。 7. 茶中的兒茶素類化合物具有抗氧化的功能，所以防止老化的效果更加明顯。
黃酮醇類 0.6-0.7 %	1. 可促使腎上腺激素增加，降低微血管的透性，減少血液的滲出，故具消炎的作用。 2. 強化微血管、抗氧化、降血壓、消臭。 3. 有抗氧化作用，防止維生素C被氧化。 4. 防止血液凝塊及血小板成團。
咖啡因 2-4 %	提神的作用最主要的是茶葉中的咖啡因和黃烷醇類化合物的功效。咖啡因可使腦部組織增加腎上腺素的分泌，交感神經呈現興奮狀態。由於咖啡因的利尿功能，使得尿液中的乳酸順利排除。乳酸是一種使肌肉感覺疲勞的物質，因此乳酸被排出體外時，便可以減輕疲勞的感覺。
雜鏈多醣類 約0.6 %	可促進人體內糖分的代謝作用。所以常喝茶，可以達到預防糖尿病的功效。

成分／含量	功效
維生素C 150-250 mg	1. 缺乏維生素C，容易導致眼睛水晶體混濁而變成白內障；據研究茶葉中含有豐富的各種維生素，所以多喝茶可以預防白內障、夜盲症等疾病，尤其綠茶中，維生素的含量更高。 2. 脂質過氧化是人體衰老的原因之一，更有增強疾病抵抗力、延遲老化的作用。
維生素E 25-70 mg	1. 抗氧化、防癌、抗不孕。 2. 防止體內不飽和脂肪酸及其他維生素等被氧化。 3. 減少人體對氧的需要，因此對癌細胞有抑制的作用。
胡蘿蔔素 13-29 mg	在人體可轉換為維生素A，抗氧化、防癌、增強免疫力。增加人體對呼吸性感染之免疫力。有助於粘膜之形成與維持。
皂素約0.1%	抗癌、抗炎症功效。
氟90-350 ppm	具有防止蛀牙功效。
鋅 30-75 ppm	1. 防止味覺異常、防止皮膚炎、防止免疫力低下。 2. 抗氧化作用。 3. 保持正常味覺和嗅覺。 4. 幫助傷口癒合。 5. 增強免疫力。
硒 1.0-1.8 ppm	1. 有抗癌活性，且兼具抑制引發和促成兩種作用。 2. 防止心肌梗塞傷害，與維生素E配合作為有效的抗氧化劑，更能促進正常的發育與成長。
錳 400-2000 ppm	協助體內許多酵素產生能量。具有抗氧化及防止老化之功效，增強免疫功能，並有助於鈣的利用。因不溶於熱水，可磨成茶粉食用。

喝茶的功效

消炎抗老不要癌

為了防止自由基在體內所產生的連鎖破壞作用，人體內有一套清除自由基的酵素系統，能使體內的自由基維持動態的平衡。但是因為隨著年齡的增長，各種消除自由基的酵素便會逐漸衰退，造成體內自由基過多，而容易引發各種疾病，並加速老化。茶中的兒茶素和其氧化物具有很強的抗氧化作用，是可以中和身體內各部分所產生的自由基，延緩老化、抗氧化，並改善過敏現象。

此外，醫學研究發現，兒茶素似乎也能減少一種會引起胃癌的細菌，能抑制細胞突變，以達防癌效用。同時，兒茶素的強抗氧功效，也能預防皮膚早期衰老的狀況，抵抗由 UV-B 所引發的皮膚癌症狀。

減脂輕盈沒煩惱

現代人飲食普遍精緻、油膩，近幾年來，罹患動脈硬化、高血壓、狹心症、心肌梗塞、糖尿病等疾病的比例也日漸攀升。肥胖者體內細胞的脂肪酸合成脢較高，兒茶素可抑制該合成酶的生成，使脂肪不易繼續囤積。此外兒茶素與維生素C也能降低體內過量的膽固醇及脂蛋白，避免膽固醇堆積在血管內壁。

茶的減重效果，在中醫藥典《本草拾遺》一書中也有所記載：「茶，久食令人瘦，去人脂。」適量喝茶，不僅能有效抑制油脂吸收，也能促進油脂的排出；茶多酚及咖啡因則可增加細胞能量的消耗作用，增加肌肉的呼吸速度及工作量，調理人體代謝分解的功能。搭配適當且持續的運動，有助消除體脂。

消炎抗菌不生病

茶的抗菌和抗病毒的功能，早在中國唐宋時期的醫學書籍中就有所記載。茶常被用來治療炎症，近代科學研究認為兒茶素類對許多人體的致病細菌，如金黃色葡萄球菌、霍亂弧菌、大腸桿菌及肉毒桿菌等，都具有抑制或殺菌的效果。另一方面，適當飲茶也不會傷害腸道內的有益菌群，如乳酸菌的繁殖，所以整腸功效顯著。此外，由從茶中所提煉出的兒茶素混合物，更能有效預防感冒。

排毒淨血好健康

健康者的血液應呈弱鹼性，但由於飲食及作息不正常，又長期暴露於受到汙染的環境之中，現代人體質大多偏酸，導致新陳代謝不佳，從而引發各種身體上的病變。多數痛風、高血壓、癌症、高脂血症患者都屬酸性體質。

除了多吃鹼性食物，幫助人體恢復鹼性以外，多喝茶也可達成淨血排毒的效用。茶葉含有豐富礦物質，可補充人體所不足的鹼性物質，降低血液酸性值，以預防血液酸性中毒。

拒絕再當小腹人

許多人由於工作忙碌、生活緊張，一旦感到消化不良、胃腸飽脹時，就會使用瀉藥類藥物，以期快速緩解症狀，但往往適得其反，便祕問題依舊存在。

便祕是由於人體腸道功能遭到破壞，衰退老化而引起的症狀。瀉藥類藥品常常含有大量對腸胃有極強刺激性的成分，這些成分雖可以在短期內促進排便，但長期服用，卻會造成腸道平滑肌的萎縮，影響蠕動，而逐漸喪失正常消化和排便的能力。

除此之外，壓力引起的失眠及焦慮等負面情緒，容易導致內分泌干擾功能失調；過度的體力或腦力勞動，也會引起胃壁供血不足，使消化功能減弱。一旦宿食未消，就容易再度落入胃口降低、消化功能減弱的惡性循環之中。

茶葉中的咖啡因能刺激胃酸分泌，增進食欲、幫助消化，有效消解宿食，改善腸胃道環境，促進腸胃蠕動、緩解便秘。徹底解除消化不良、解便不順暢的困擾循環。

然而，茶雖能對人的消化系統有所助益，最重要的還是得恢復生活的規律，飲用一杯好茶放鬆身心的同時，也別忘了多多休息，才是根本之道。

口腔異味不再來

食用大蒜、洋蔥等重口味食物後，可能會使口腔散發濃厚異味。此時不妨試試喝杯茶或嚼嚼剩下的茶渣，可以吸附口中異味，茶中的單寧酸也可殺菌，預防牙周病及齲齒的發生。

日本研究發現，除了大眾所知的綠茶兒茶素可去除口臭之外，兒茶素含量極少的紅茶，竟也因富含茶黃質，有足以媲美綠茶的優異除臭力。

解酒防醉促循環

聚餐小酌，酒精在進入人體後，會迅速由腸胃道吸收進入血液，再由肝臟分解代謝並排出體外。酒精在肝臟中會先轉變為乙醛，其毒性高過酒精的原型乙醇十數倍，因此肝臟必須全力運作，使乙醛變為對人體無毒的乙酸，再氧化為二氧化碳及水排出體外。由於這個過程需要耗費大量的氧，肝細胞會處於長時間的低氧狀態，容易造成損害，導致代謝紊亂。此外，由於酒精刺激性極高，進入腸胃道時，會直接破壞胃黏膜，輕則不適嘔吐，重則可能潰瘍出血。

茶葉中的維生素C，是幫助肝臟代謝酒精之輔酵素的重要成分，可保護肝臟並加快代謝作用，並少酒精帶來的自由基傷害。單寧酸能夠解除急性的酒精中毒，咖啡鹼及茶鹼可避免呼吸抑制及昏睡的現象，咖啡因利尿，可加速酒精分解物排出體外。

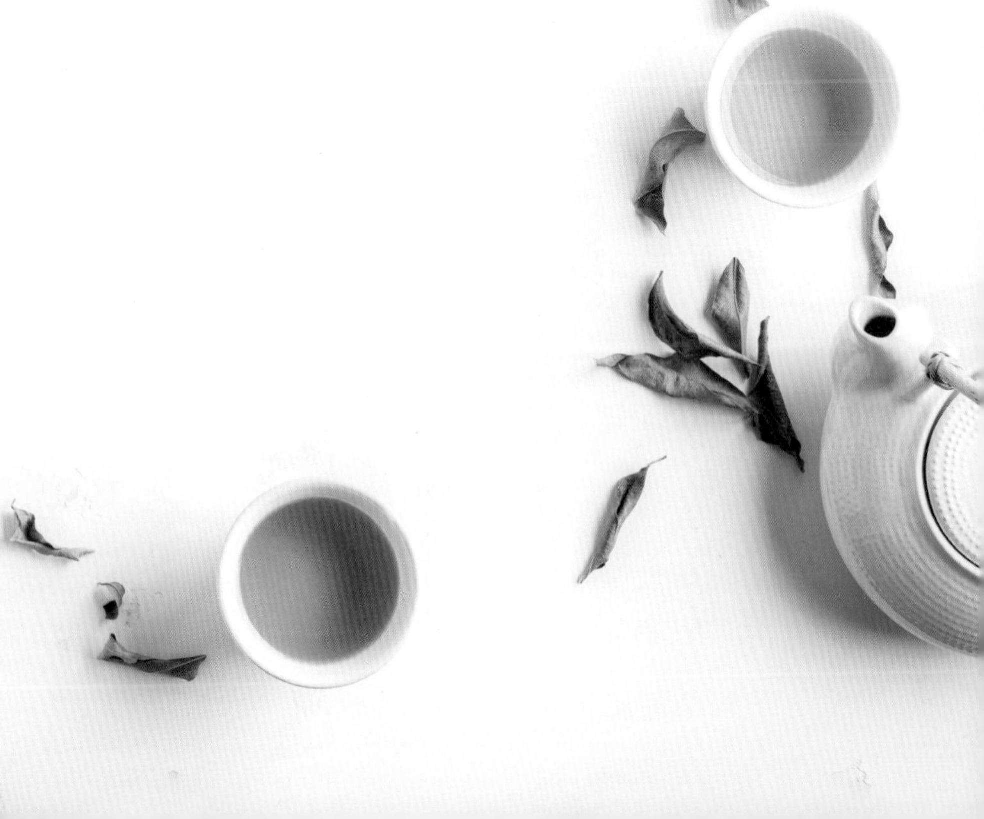

喝茶的忌避

諸多文獻與藥典均將茶視為良好的天然保健飲料，日本茶祖榮西禪師更在《喫茶養生記》中這樣描述茶：「茶也，養生之仙藥也，延齡之妙術也。」足見茶在人類生活中舉足輕重的地位。

然而，大自然中所有事物皆是一體兩面，無絕對的好與壞，必須端看所在時間、地點與空間而加以判斷。即便是絕佳的保健品，若在錯誤的時地，以錯誤的方法，予不適合的人服用，不但無法發揮效用，更可能傷身。

即便茶能培養心性，對身體更有諸多好處，然而，一旦誤飲誤用，也可能造成不必要的負擔與風險。若能針對自身情況多加留意，就能避開茶飲的副作用，盡情享受茶醇美與絕妙的香氣，遨遊在茶的世界之中。

留意咖啡因的攝取

許多人擔心在品茗的同時，可能會喝下過量的咖啡因，然而根據研究證實，一般的茶葉僅含有2～3%的咖啡因，要超過歐盟食品安全局所公告的400毫克上限，每人每日必須喝下以至少20公克的茶葉所沖泡出的茶水。多數人一天不會飲用這麼多茶，因此只要稍加留心飲用量，即可自在地享受茶飲。

另外，在食用含有綠茶抽出物的保健食品時，必須留意咖啡因是否已去除，以免服用時咖啡因瞬間攝入量過高，造成不適。

失眠者注意飲用時間

很多人都有喝茶的習慣，雖然有益健康，但是對於容易有失眠症的患者，盡量避免午後或晚上喝茶。因為茶裡含有茶鹼等物質，很容易令中樞神經系統產生興奮。茶中含的咖啡因，具有興奮、提神、利尿的效果，這種作用會維持一段時間，特別是新鮮的茶飲，作用特別明顯。

貧血者避免長期飲用

一般貧血的症狀會因嚴重度而有所差異，大致上來說，常見症狀如頭暈、頭痛、耳鳴、疲倦、嗜睡、體力衰退、臉色蒼白等，有貧血症狀的人應該要少喝茶。喝茶也是缺鐵性貧血的導因之一，因茶葉中含有大量單寧酸，易與低價鐵結合，進而阻礙鐵的吸收；而茶中的兒茶素很容易與鐵結合，阻礙人體對鐵的吸收，所以有貧血及服用含鐵劑藥物的人，最好避免長期的飲用。

此外，長年茹素者多有飲茶習慣，但素食者因不食動物性蛋白質，容易造成缺鐵性貧血，亦屬易貧血的族群。因此建議茹素者適量飲用，才能讓身體更健康。

過瘦及營養不均者少飲

我們的身體中有一種巨噬細胞，能把病毒吞噬掉。T細胞、B細胞和巨噬細胞都是由蛋白質組成的，當蛋白質缺乏時，身體的免疫系統就會很弱。茶中因為具有多種酚類，亦會阻礙人體對蛋白質之吸收，因此長久飲茶很容易造成蛋白質吸收方面的不良。有的人生病就會瘦下來，其實消耗的不僅是脂肪，也有許多蛋白質。因為生病時體內需要大量的蛋白質，轉化成抗體，所以生病時要大量補充蛋白質。長久飲茶很容易造成蛋白質吸收方面的障礙，所以太瘦、營養不良及缺乏蛋白質的人應該避免長期及過量飲茶。

血糖不穩患者忌喝茶

茶葉中的一些成分已被證實具有降血糖的效果，兒茶素可以在短時間內，迅速降低人體血液中血糖和血中胰島素含量，尤其從茶中抽出的水溶性雜鏈多醣化合物，確實具有明顯降低患者血糖值、尿糖值的效果。另外空腹飲茶也常會造成不舒服的狀況，導致暈眩、嘔心、反胃、心悸等現象，真正原因，就是因為人體血糖和胰島素含量迅速降低所致。所以建議空腹及患有低血糖症者應忌喝茶。

孕婦、孩童須補鐵少飲

茶中的咖啡因通常在喝下後數小時即被排泄，並不會積存於身體中，可是代謝快慢因人而異，由於高劑量咖啡因對孕婦的胎兒有危害，因此孕婦每天對於茶中咖啡因攝取不應超過300毫克。另外，過量飲茶除了可能會導致蛋白質吸收障礙，也會阻礙人體吸收鈣和鐵，孕婦和小孩急需鈣和鐵以助成長，攝取太多茶，反而有損健康。

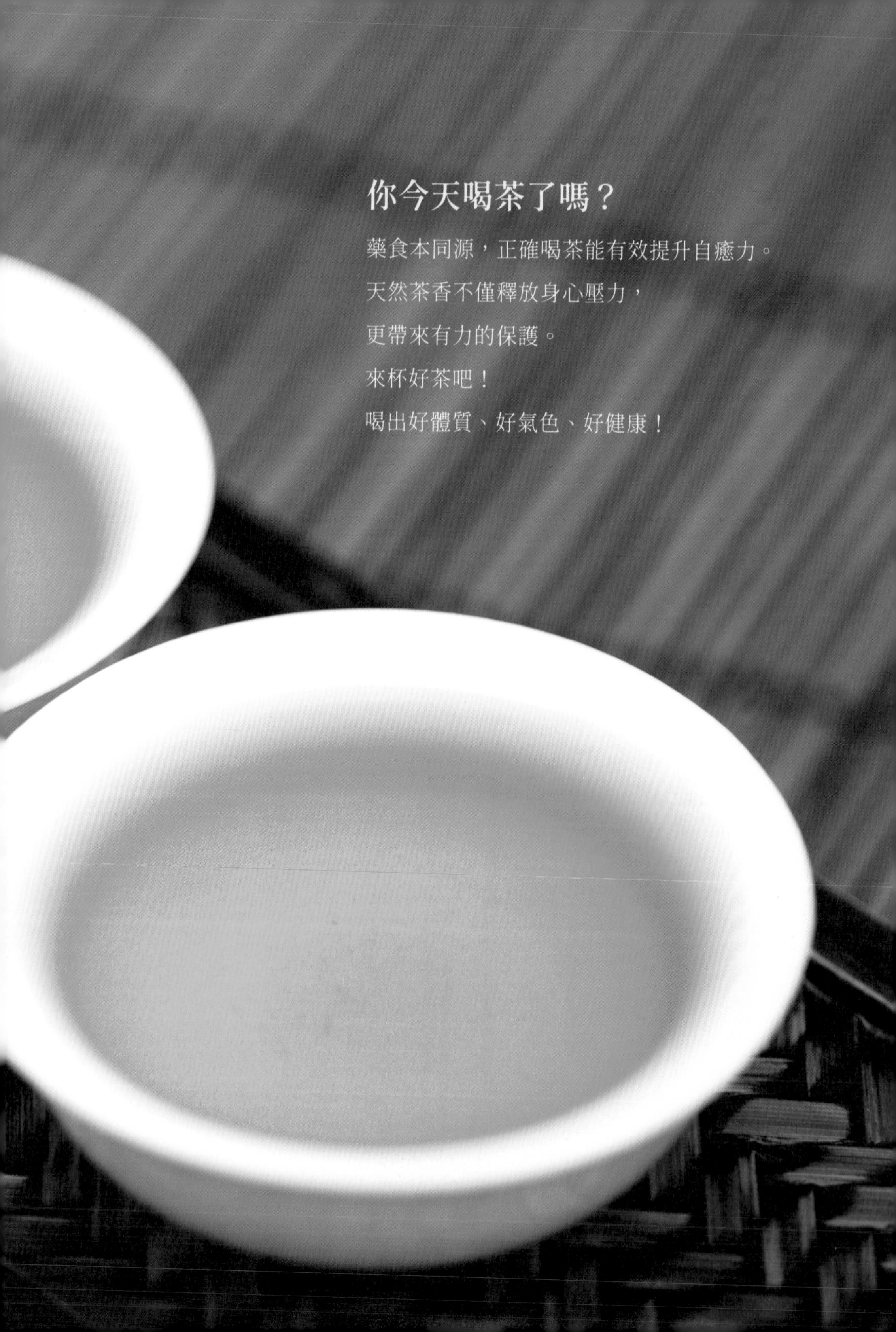

你今天喝茶了嗎？

藥食本同源，正確喝茶能有效提升自癒力。

天然茶香不僅釋放身心壓力，

更帶來有力的保護。

來杯好茶吧！

喝出好體質、好氣色、好健康！

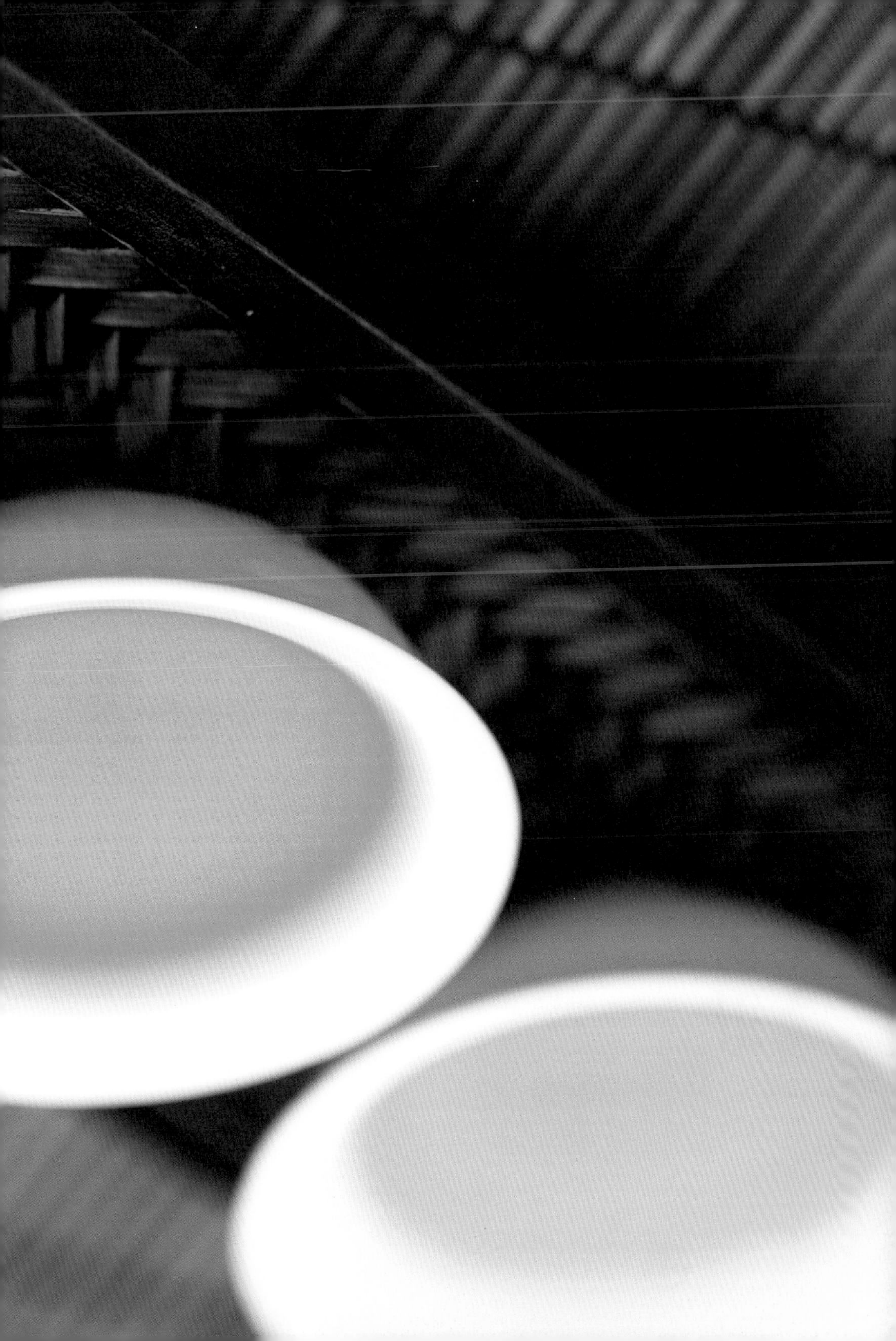

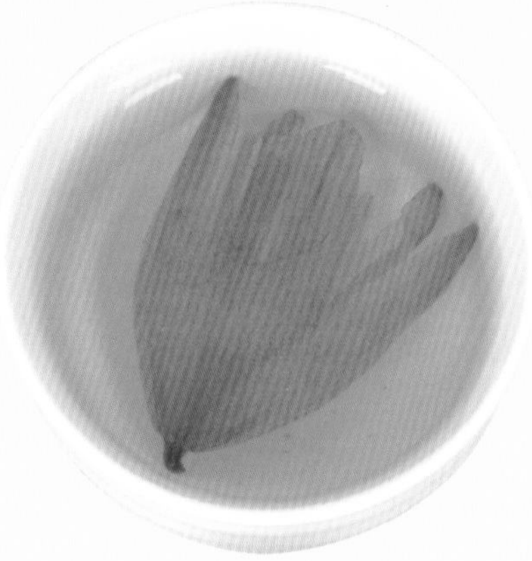

花草茶
Herbal Tea

花草茶的製作方法是將帶有香氣的花瓣與茶葉一起燜煮或烘乾，等茶味與花香完美融合，再將花瓣取出，即可製成一杯香氣濃郁的花草茶。

發酵程度
不發酵

製作過程
依各種花草而有所不同

沖泡提醒

一般人多採用壺泡法，以熱水直接沖泡，等待時間約 10 分鐘，茶湯變色後才可以飲用。

茶具選擇

適用茶具
蓋壺、蓋碗

適用材質
玻璃、瓷、鑄鐵

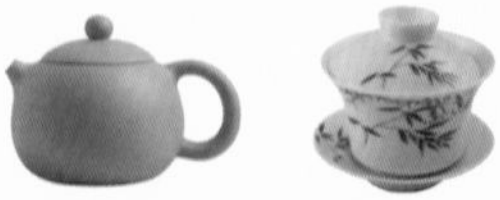

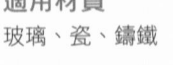

花草茶健康小檔案

花草茶是結合花草及茶葉製作而成的飲品，種類眾多，含有多種維生素、蛋白質、礦物質、氨基酸及醣類等物質，具有整腸健胃、調理血氣、鎮靜調節神經系統等功效。但是體質虛寒者須慎服，飲用時可添加一些中藥調和，如菊花茶可配枸杞，桂花茶則可添加甘草等。

沖泡方法

沖泡前，先用熱水暖壺，沖入熱水後覆上壺蓋，避免壺中的茶香散逸流失。常見的沖泡的方法有下列四種。

上投法

茶壺內先倒入熱水，再放入花草茶。這種沖泡方式，可保存茶形完整，泡出的茶湯香味較為清淡。

下投法

先放入花草茶，再以熱水沖泡。茶葉會迅速漲大，溢出香氣，不過容易產生茶屑。

中投法

先將茶壺倒入半壺熱水，等花草茶放入後再注滿，泡出來的茶色淡而且乾淨。

滾煮法

煮一小鍋開水，水滾後放入花草煮1分鐘熄火，再倒入茶壺等茶色轉變就可飲用。茶香在四種方式中最為濃郁。

不管採用哪一種方式，沖泡後都須放置2～3分鐘，使它有釋放茶香的時間。調製花草茶時，記得不要添加太多蜂蜜、糖、檸檬等，以免掩蓋原有茶香。

沖泡次數

可反覆回沖，直到無味為止。

飲用方法

飲用時可依個人喜好添加新鮮水果（如蘋果、檸檬等）、蜂蜜或糖。飲用花草茶須適量，否則容易引起咳嗽、過敏、體虛等症狀，建議不要太常喝。另外，切記一點，不要將不同種類的花草茶混合飲用，這樣不僅沒有好處，還可能產生副作用。

花草茶的保存方法

密封包裝

花草茶的原料在製作過程中未經防腐處理，因此若保存不當，有可能因受潮而產生蟲害。最好的保存方法是將花草茶料放在密封罐中，但若想使用原本的包裝，要先將袋內空氣擠出，再用夾子夾好，保持密封狀態。

避免陽光照射

花草茶料須貯存在陰涼乾燥的地方，因為陽光照射可能使花草茶料產生質變，失去原有的色澤及口感。建議可存放在冰箱冷藏，開封後最好馬上飲用完畢，貯存時間最多不要超過3個月。

花草茶的功效

抑菌消炎

花草茶內的多酚具有殺菌功能，能清除口腔細菌，避免齲齒或口臭發生；兒茶素能抑菌、消炎、抗氧化，對於傷口癒合極有幫助，還可以阻止脂褐素形成，將人體內毒素排出體外。

潤澤強化肌膚

花草茶中的綠原酸可以保護皮膚組織，使皮膚變得細膩、白潤；茶多酚、脂多糖、維生素C、胡蘿蔔素等成分，更能吸收有害物質，減少輻射或空汙對皮膚造成的傷害。

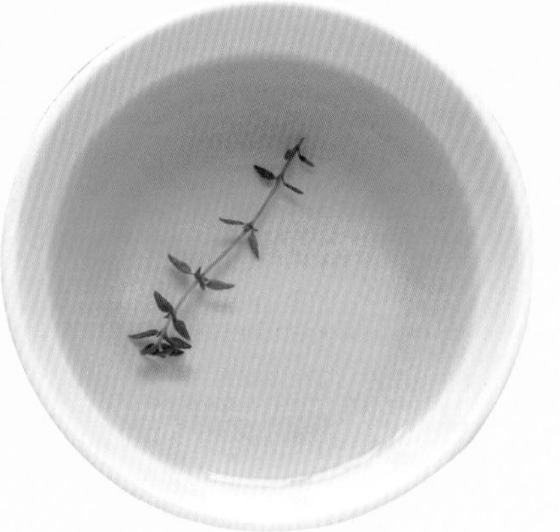

綠茶
Green Tea

綠茶屬未發酵茶，因未經發酵過程，茶葉中原始的營養組織沒有遭到破壞，兒葉素、維生素、綠葉素等成分含量高，茶湯呈青綠色，味道較為苦澀。醫學上，綠茶是具有相當療效的一種飲品，長期飲用，不僅有益身體健康，還有助於養顏美容、延緩老化。

發酵程度
不發酵

製作過程
殺菁 ➡ 揉捻 ➡ 乾燥

沖泡提醒

沖泡綠茶時，可選擇使用玻璃或陶瓷製的壺杯，襯托它嫩綠鮮亮的色澤，以及甘醇爽口的味道。

茶具選擇

適用茶具
茶壺、敞口杯、蓋杯

適用材質
玻璃、瓷

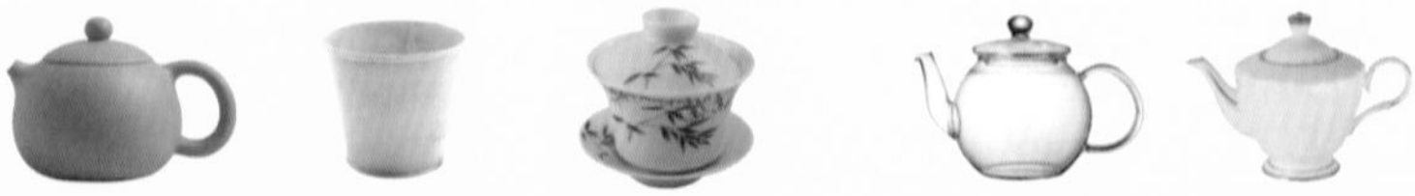

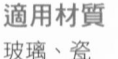

綠茶健康小檔案

綠茶含有豐富營養物質，包括葉綠素、維生素C、胡蘿蔔素及兒茶素等，其中又以兒茶素最為重要，它能清除人體內過多的自由基，延緩細胞老化。外食族、有吸菸習慣者，常在有毒環境中或勞動量大的工作者，都相當適合每日飲用綠茶，以消脂解膩、排除毒素。但是孕婦及兒童、患神經衰弱、潰瘍、肝病者，或是脾胃虛寒者須慎飲。

沖泡方法

沖泡綠茶時，以下幾點必須特別注意，包括水質、溫度、技巧、比例等。

沖泡水質

以中性純淨水質最好，山泉水、礦泉水、蒸餾水皆可。勿使用鹼性水，否則會使茶湯色澤變深、變暗。

沖泡溫度

沖泡水溫不宜過高。若沖泡的是茶葉，水溫控制在80～90度間為宜，過高的溫度會導致綠茶茶葉變黃。若沖泡的是粉末狀綠茶，則以40～60度間為宜。

茶水比例

茶葉沖泡的比例為1公克茶葉兌50～60毫升水為宜，粉末則以2公克綠茶粉搭配450毫升開水，風味最佳。請注意，沖泡綠茶時水量務必充足，濃茶有損胃部健康。

沖泡時，先以熱水將茶葉浸潤一下，首泡建議不飲，搖一搖後即可倒掉。

沖泡次數

不超過3次。

飲用方法

平時有習慣喝綠茶的成年人，一天飲茶量不要超過10公克，回沖次數在3～4次為宜。即便上述勞動量大，或在有毒環境中工作者，攝取量也不宜過多，一日飲茶量約在15公克左右。

綠茶的保存方法

避免潮濕

綠茶具有很強的吸水性，因此存放綠茶茶葉時，最好選擇相對濕度60％以下的乾燥處，否則容易因為吸潮而產生質變。

避免高溫

貯存處的溫度會使綠茶中的氨基酸、維生素、醣類被分解，沖泡後的茶湯香氣、口感及營養成分都大打折扣。一般而言，綠茶最適合的貯存溫度是0～5度，可放在冰箱中冷藏。

密封包裝

因為未經發酵，綠茶中保有大量葉綠素、維生素、酯類，它們容易和空氣產生氧化，沖泡出的茶湯色深、營養價值低。每次開封後務必要再次密封，以防空氣進入，與茶葉發生氧化反應。

綠茶的功效

養顏抗老

綠茶中含有大量的抗氧化成分，能增進皮膚對老化及空汙的抵抗力，搭配攝取維生素Ｂ及維生素Ｅ，能使肌膚更為緊緻。也可將市售綠茶粉混入去角質霜或身體乳液中，作為居家保養使用，有抗老美白的功效。

消脂降三高

綠茶中的茶鹼和咖啡因，能活化分解蛋白質激酶和三酸甘油，減少體內脂肪堆積。兒茶素可降低血液中的膽固醇含量，抑制血小板凝集，減少動脈硬化發生機率。黃酮醇類具有抗氧化作用，可防止血液凝塊、血小板成團，保護血液系統，不易產生病變，有效降低心血管疾病的發生。

預防疾病

綠茶也具有殺菌功能，兒茶素可抑制齲菌生長，預防蛀牙和牙周炎；單寧酸則能防止食物殘渣繁殖細菌滋生。

烏龍茶

Oolong Tea

烏龍茶屬半發酵茶，兼有紅茶醇厚風味，以及綠茶的清香口感，辛涼甘潤，性味不寒不熱，潤燥生津，適合大眾飲用。

發酵程度

～

製作過程

日光萎凋 ➡ 室內萎凋攪拌 ➡ 殺菁 ➡ 揉捻 ➡ 乾燥

沖泡提醒

烏龍茶的種類繁多，依據不同茶種，應使用不同的沖泡方式，以帶出烏龍茶入口清香、尾韻甘潤的特殊風味。

茶具選擇

適用茶具

蓋壺、蓋碗

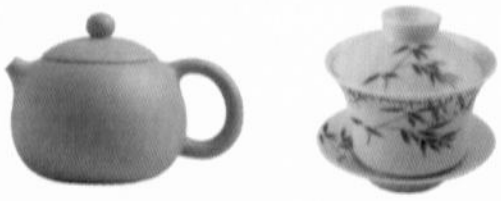

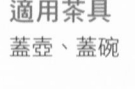

適用材質

紫砂、瓷

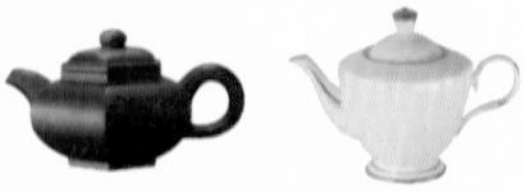

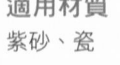

烏龍茶健康小檔案

烏龍茶中的有機化學成分高達450種以上，無機礦物元素則有40餘種。因為具有養顏美容、減脂塑身、降低膽固醇、活化細胞、抗癌等功效，在日本素有「美容茶」、「健美茶」之稱。此外，烏龍茶可緩解精神疲勞，消食止瀉，相當受歡迎。

沖泡方法

喝烏龍茶著重在茶香的品酌。因此，沖泡應注意沖泡溫度、茶水比例、沖泡次數及沖泡時間。

沖泡前，先用開水把茶具包括茶壺、茶杯、茶盤淋洗一遍，保持茶具清潔。沖泡時，沸水沿茶壺內壁慢慢沖入，等水量漫過茶葉時，立刻將水倒出，此行為稱「洗茶」。洗茶後，再沖入沸水，以溢滿壺面為宜，並加以壺蓋覆蓋，燜泡茶葉即可，要喝時再注入小茶杯。

沖泡溫度

水溫必須達100度，水沸時立即沖泡效果最好。水溫高，泡出來的茶香也就越濃、越香。

茶水比例

沖泡時，茶葉量不能放太少，量少無法泡出濃郁的茶香，以裝滿半壺為宜。

沖泡次數

一般而言，烏龍茶回沖5～6次，沖泡時間由短漸長，首泡時間約20秒，每加一泡，停留時間視情況增加。

飲用方法

飲用烏龍茶時必須特別注意，飲用頻率應為一日多次，這樣茶內的茶多酚才能充分被人體吸收。

烏龍茶的保存方法

冰箱冷藏法

將茶葉置於乾燥、無異味、能密封的盛器瓶中，放入冰箱冷藏櫃即可。如茶葉數量少而且很乾燥，也可用兩層防潮性佳的薄膜袋包裝密封好，放在冰箱中。

封罐存放法

將茶葉裝入有雙層蓋的馬口鐵茶葉罐裡，最好裝滿而不留空隙，這樣罐裡空氣較少。雙層蓋都要蓋緊，用膠布黏好縫隙，並把茶罐裝入兩層尼龍袋內，封好袋口。

保溫瓶貯存法

把茶葉裝入乾燥的保溫瓶中，蓋緊蓋子，用白蠟密封瓶口。

烏龍茶的功效

苗條瘦身

烏龍茶不僅能幫助胰臟分泌分解脂肪的酵素，以減少醣類及脂肪的吸收，更能促進體內脂肪燃燒，減少脂肪的堆積。同時，烏龍茶也能降低體內膽固醇含量，減少三高發生的機率。

提升免疫

烏龍茶能活化細胞，提升體內免疫力，避免病毒入侵。

養顏抗老

烏龍茶中的多酚類有抗氧化功能，能去除體內活性氧，降低維生素C的消耗，保持肌膚緊緻瑩透。

抑制蛀牙

烏龍茶內的多酚，具有殺菌、抑制齒垢酵素功能。餐後喝杯烏龍茶，能有效預防齲齒及牙周病的發生。

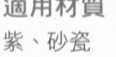

紅茶

Black Tea

紅茶早期多產於中國、印度、斯里蘭卡等地，屬東方特色茶飲，後來西傳歐洲，成為備受上流社會喜愛的飲品，口感甘醇、氣味香甜為其特色。目前世界上知名的紅茶有大吉嶺紅茶（印度）、阿薩姆紅茶（印度）、錫蘭紅茶（斯里蘭卡）及祁門紅茶（中國）等，台灣的紅玉紅茶（台茶 18 號）近年也逐漸打開國際知名度，一躍成為最受歡迎的品項之一。

發酵程度

製作過程

室內萎凋 ➡ 揉捻 ➡ 發酵 ➡ 乾燥

沖泡提醒

紅茶香醇溫潤，但在沖泡時必須特別注意水質、沖泡次數、沖泡時間等，以免影響口感與營養成分。適量添加其他食材，更能增添紅茶的風味。

茶具選擇

適用茶具

茶壺、敞口杯、蓋杯

適用材質

紫、砂瓷

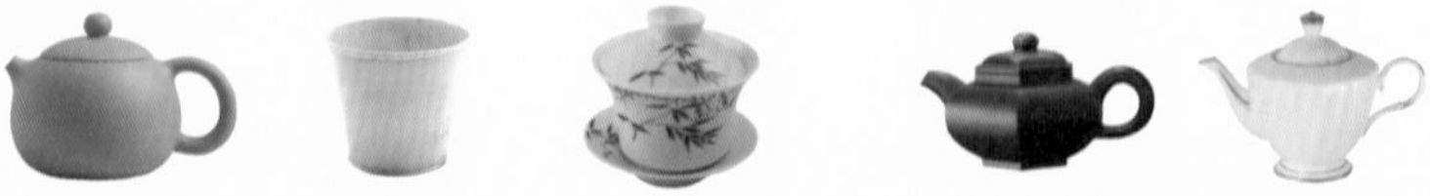

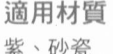

紅茶健康小檔案

紅茶是一種經發酵製成的茶葉，沖泡時，茶湯呈現深紅的溫潤色澤，氣味香甜甘潤。在茶葉的製作過程中，發酵作用會使兒茶素逐漸轉變為茶黃素及茶紅素，甚至茶褐素。茶黃素、茶紅素及其他衍生的化學物質，如胡蘿蔔素等，是茶湯色澤的主要來源。

茶紅素是一種強力的抗氧化劑，效果較茶多酚更為出色。紅茶具有抗酸化作用，能消除體內的自由基，降低心肌梗塞的發生率，如能同時攝取維生素C、E、A等營養成分，效果更佳。

沖泡方法

沖泡水質

水質以新鮮冷水為宜，隔夜水、沸騰過的水不要用，因為泡出來的紅茶味道不香。

沖泡溫度

沖泡前，記得先用熱水暖壺、暖杯，水溫以100度上下最佳，能帶出紅茶的紅豔色澤，並釋放迷人香氣。紅茶不適合放涼飲用，最好隨泡隨喝，因為放置時間越久，營養成分越低，對人體的好處也相對減少。

沖泡時間

紅茶的沖泡時間因茶葉種類而有所不同，整葉茶約5分鐘、碎葉茶約3分鐘、細碎葉茶約1分鐘。沖泡時間不要太長，否則會影響紅茶原味，口感轉為苦澀。

回沖時機

在茶湯剩下三分之一時即可蓄水，每回沖泡3～5分鐘，以保持茶的溫度和濃度，不失紅茶原味。

沖泡次數

第一泡時，風味及營養俱出，不適合多次回沖，3次內為佳。

飲用方法

紅茶的飲用方法多元，不僅可單喝，也可視個人喜好添加牛奶、蜂蜜、糖，或各式水果及香草提升風味。但是千萬不可以紅茶配藥服，茶有解藥功能，有服用藥物習慣者，藥前1小時即要禁茶。

紅茶的保存方法

茶葉最好放在茶葉罐裡，移至陰暗、乾爽的地方保存。開封後儘快喝完，否則香氣會流失，口感也會改變。

紅茶的功效

生津清熱

紅茶中有多酚類、醣類、氨基酸、果苷等成分，會刺激口腔分泌唾液，以產生清涼感，並達到解渴作用。

解毒消水腫

紅茶中的茶多鹼可吸收人體的重金屬和生物鹼，並加以沉澱分解，排除體內毒素。此外，咖啡鹼、茶黃素及茶紅素可強化腎臟對水分的吸收，有助排放體內的乳酸、尿酸及有害物質，避免水腫。

消除疲勞

咖啡因能刺激大腦皮質，活化神經中樞，並強化血液循環與心搏，促進新陳代謝，去除體內老廢物質，以消除疲勞。

預防疾病

紅茶的類黃酮化合物，可降低血糖及血壓，預防中風和心臟病。據統計，日飲一杯紅茶的人，與不喝紅茶的人相比，前者罹患心臟病的比例要比後者低上許多。此外，使用紅茶漱口可預防齲齒並消除口臭，快感冒時，飲用紅茶也能有效緩解症狀。

養胃

紅茶因經過發酵，茶多酚含量減少，刺激性也相對降低。添加糖或牛奶一同飲用，可保護胃黏膜，對於胃潰瘍具一定療效。

黑茶

Dark Tea

黑茶是一種經過特殊處理的茶，工序繁多，渥堆發酵時間長，茶葉汕黑，茶湯色澤深紅烏亮。其中最為著名者即是雲南普洱茶，是以雲南大葉種曬青毛茶直接蒸壓而成，樣式很多，有團、餅、磚、沱等形狀，餅狀的普洱茶被稱作「茶餅」。

發酵程度

製作過程

殺菁 ➡ 揉捻 ➡ 渥堆發酵 ➡ 乾燥

沖泡提醒

剛製好的茶餅不能馬上飲用，泡出的茶湯過於濃厚，可能損傷人體腸胃，須先經烤茶或存放數月（雲南人稱此過程為發汗）後，方可泡製。

茶具選擇

適用茶具

茶壺、敞口杯、蓋杯

適用材質

紫砂、瓷、鑄鐵

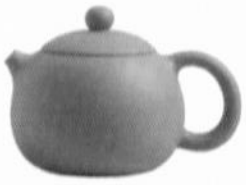
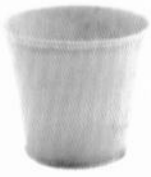
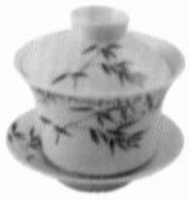
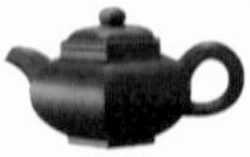

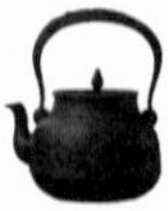

黑茶健康小檔案

黑茶養生保健功效絕佳，富含蛋白質、糖類、脂類、維生素、礦物質等元素，可保護人體、調節生物節律，預防疾病或緩解症狀。此外，黑茶也能調理腸胃消炎、降三高、軟化血管、預防心血管疾病。

沖泡方法

第一泡以開水倒入茶具搖一搖，隨即倒掉，達到燙杯、暖杯效果即可。必須使用滾水沖泡，否則不易泡出茶味。第二泡沖泡15秒後，可倒出茶水飲用。每增加一泡，時間隨之增長，每次增加時間以15秒為宜，以此類推。

沖泡次數

基本上無特別限制，回沖至無味即止。

茶餅優劣如何分辨

茶葉外形

茶餅好壞可由茶葉外觀判斷。好的茶餅外觀是褐紅色，茶葉應肥嫩結實，葉面如完整且大，即屬上等品；若茶餅裡的茶葉細碎且有霉點，則屬次級品。

沖泡茶色

品質好的茶餅沖泡出來的茶色是發亮、透明的色澤，茶面上會形成一層油珠的薄膜，看起來像一杯紅酒，深紅、褐紅都是正常色。反之，品質不佳的茶餅，沖泡後的茶湯沒有亮度，看起來暗沉。如果茶湯呈現出黃色、橙色或暗黑色，則代表其品質不佳。

茶葉氣味

茶餅有一股特別的陳香味，是黑茶在發酵過程中，多種化學成分在微生物及酶的作用下，所形成的香氣，聞起來是一種很甘爽的味道，越陳越香。飲用時會有陣陣清香撲鼻而來，入喉後，回甘香醇的感覺會漸漸上湧。倘若茶餅聞起來有霉味、酸味或其他異味，那麼就表示它的品質不好，建議不要購買，避免飲用後對身體造成傷害。

品飲滋味

品質佳的茶餅，沖泡出的茶會有甘甜、爽滑的口感，刺激性低，沒有澀味，越陳越甘；反之則沒有這些感覺。

黑茶的保存方法

存放地點

只要符合陰涼通風、不受陽光直接照射、遠離香皂、樟腦、芳香劑等條件，任何地點都可以擺放。

陶器貯存法

陶製品通風透氣，很適合長久存藏茶餅。開口不必密封，用一張牛皮紙覆蓋，防止灰塵進入即可。建議每隔3～5個月翻動一下貯放的茶餅，這樣存藏出來的茶餅會更為香醇。

存放需知

購回的新製茶餅不要馬上密封，建議先曝放於空氣中一段時間，使其濃郁茶味散盡再存藏。倘若味道不濃或是陳年老茶，則不用曝放，可馬上貯存。

黑茶的功效

減脂防三高

黑茶能防止脂肪堆積、降低血脂，鬆弛血管、抗血栓，使血管恢復彈性並增加有效直徑，有助預防冠狀動脈粥狀硬化。

消食整腸健胃

黑茶去油解膩的效果在六大茶類中居冠，茶中的咖啡因和各種維生素可提高胃液的分泌，幫助消化、增進食欲。

養生抗老

黑茶中的兒茶素、茶黃素、茶氨酸和茶多糖、類黃酮等，都是抗氧化的物質，可延緩細胞衰老，降低發炎，提升抵抗力。

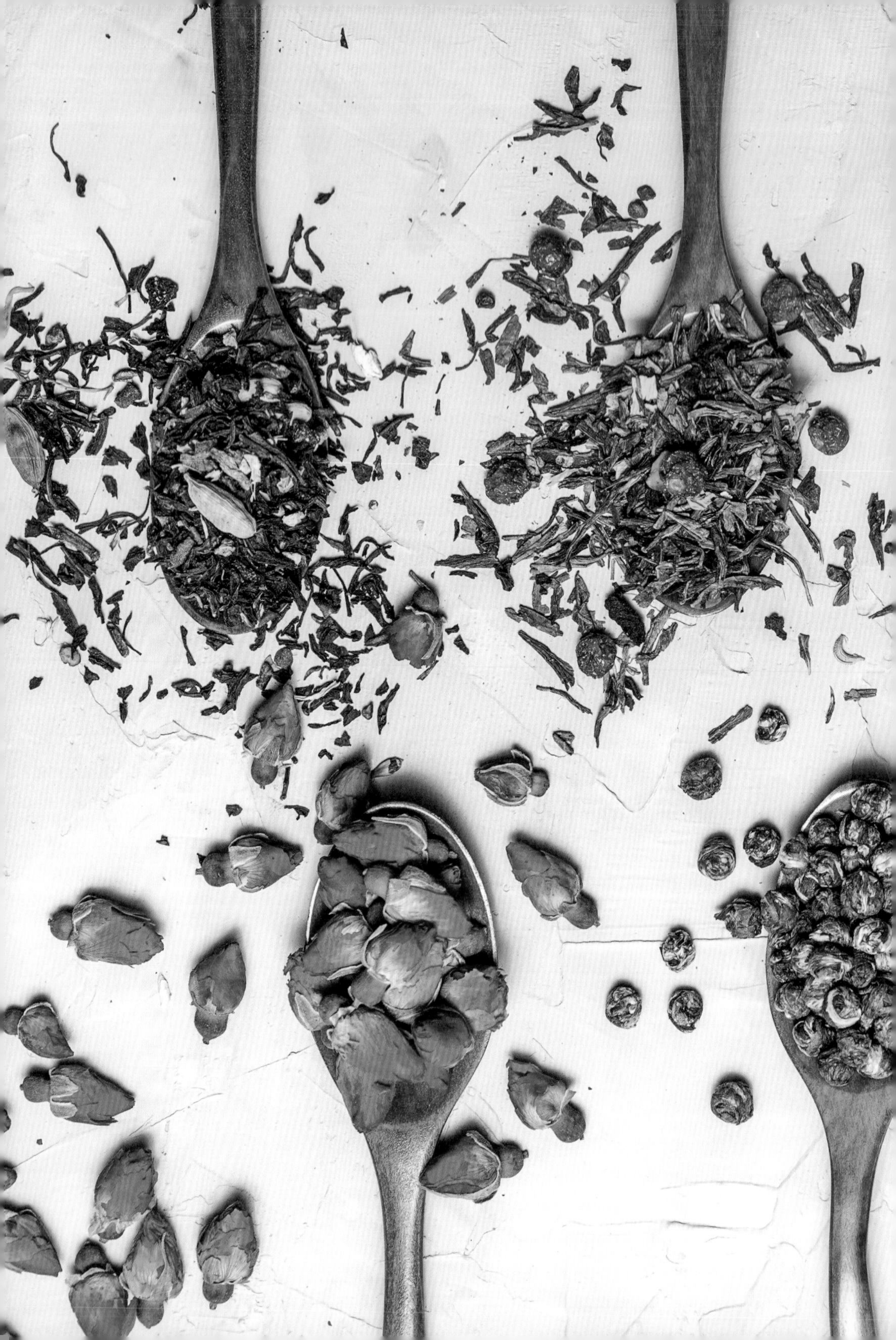

PART 2

花草茶

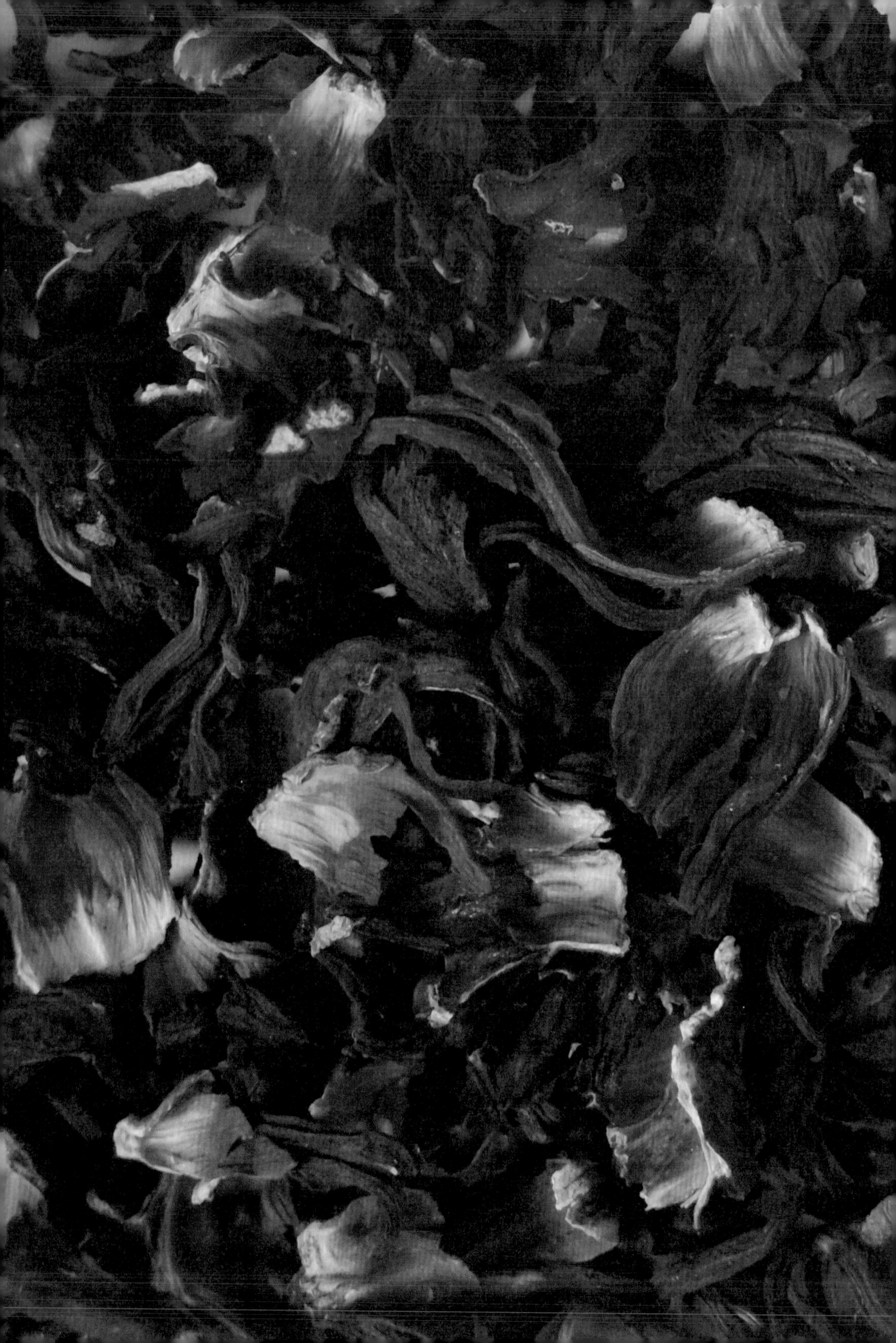

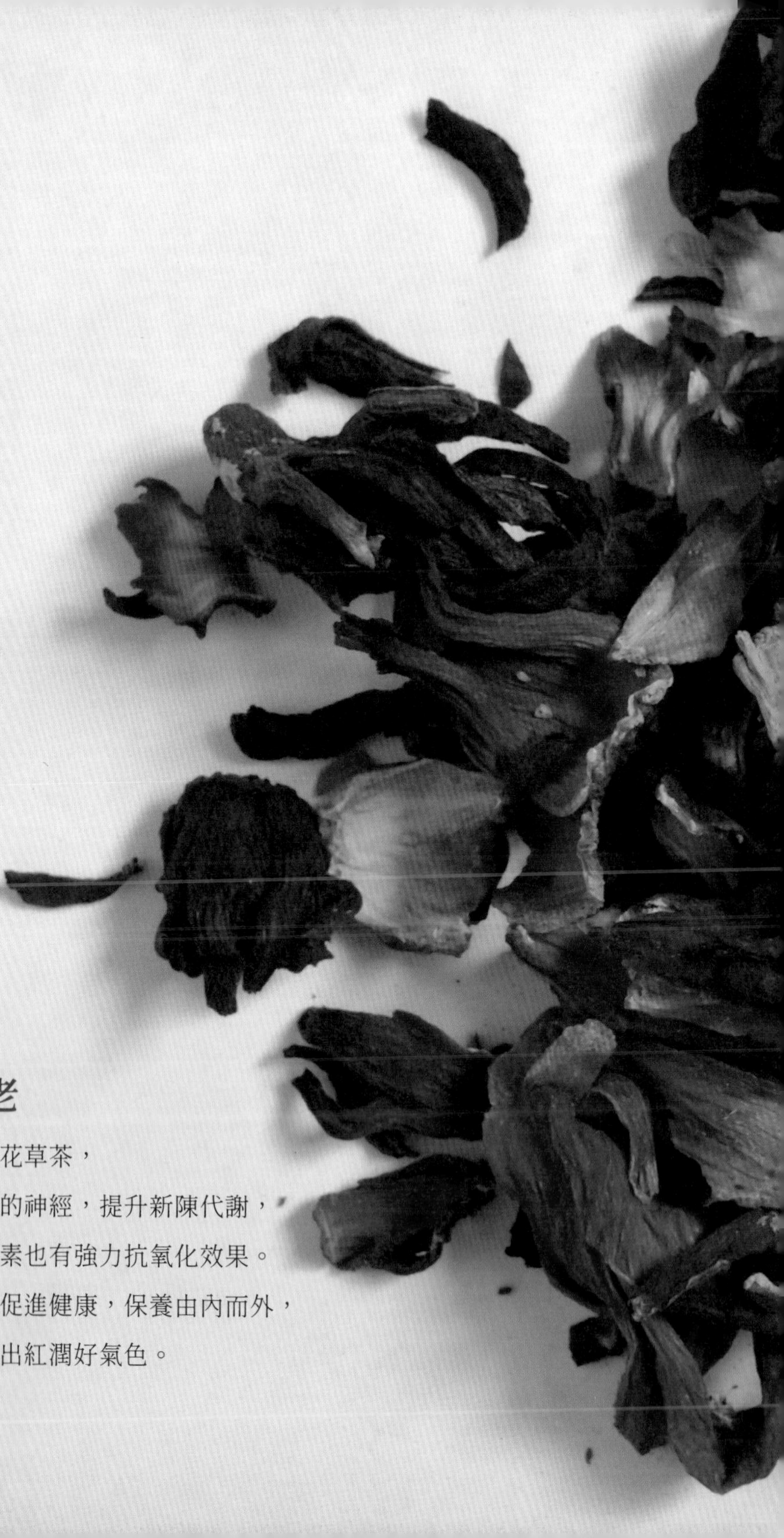

活顏抗老

香氣濃郁的花草茶，
能舒緩緊繃的神經，提升新陳代謝，
豐富的維生素也有強力抗氧化效果。
調整體質、促進健康，保養由內而外，
輕鬆泡，喝出紅潤好氣色。

活顏抗老 01

玫瑰蜜香養顏茶

玫瑰具潤澤、美白肌膚功效，是女性化妝品與保養品的常見成分，也可沖泡為花茶，可行氣解鬱，《本草綱目》謂之：「食之芳香甘美，令人神爽。」

「醫生，我的腸胃本來就不好，但又想要用節食來減肥，可以嗎？」一位患者來到我的診間，才坐下便提出了這個問題。現代人工作忙碌，沒時間運動，就把減肥的主意打到飲食上，一陣子流行全肉飲食，一陣子又流行斷食法。但不管流行什麼方法，「節食」是很多人認為最簡單的方法之一，因為只要「少吃」或「不吃」就可以做到，也不用擔心藥物的副作用，自然成為許多人的減重首選。

站在醫生的角度，可真的不是每個人都適合透過節食減重，尤其是腸胃本來就不好的人，更不適合用這個方法來控制體重。腸

玫瑰小檔案

玫瑰花，屬薔薇科落葉灌木，莖多刺。花有紫、白兩種，香氣優雅。其中紅玫瑰最易繁殖，原產於高加索，常見的有「法國玫瑰」、「普羅因玫瑰」或「安娜托利亞玫瑰」；千葉玫瑰原產於波斯，常見的有「普羅斯旺玫瑰」或「伊斯帕罕玫瑰」，是紅玫瑰的子代、苔蘇玫瑰與捲心玫瑰的親代；大馬士革玫瑰，原產於敘利亞，香味撲鼻，是最常供蒸餾精油的玫瑰，也最具芳療效果。

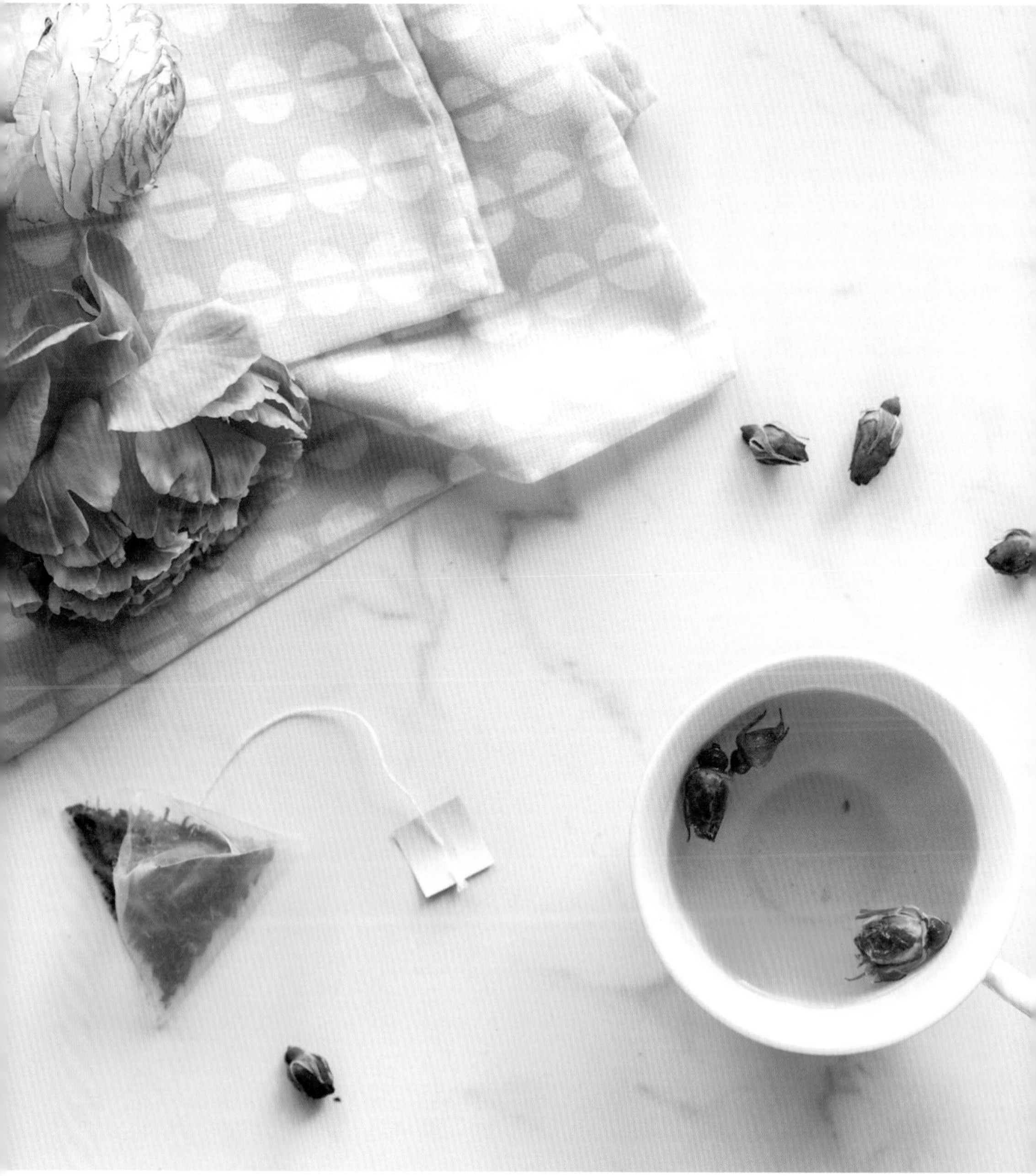

胃較弱的人，不妨試試這道玫瑰蜜香養顏茶，茶湯香氣甜美，不僅養顏同時也能養胃，相當受到歡迎。

玫瑰的歷史

玫瑰原產於東方，如今大概已遍布全世界，主要出現於溫帶。玫瑰製成花草茶，早在我國明代錢椿年編、顧元慶校的《茶譜》中就有詳細記載。

玫瑰耐寒，且花蕾香嫩、潤澤，早在隋唐時期，就倍受宮廷貴人的青睞。據說楊貴妃一直能保持肌膚柔嫩光澤的最大祕訣，就是在她沐浴的華清池內，長年浸泡著鮮嫩的玫瑰花蕾，床鋪亦由玫瑰花瓣鋪成。

為什麼要喝玫瑰蜜香養顏茶

玫瑰花茶性質溫和、男女皆宜。根據《本草綱目》，玫瑰花是一種珍貴的藥材，同時也是藥食同源的食物，不但可以美容養顏、通經活絡、軟化血管，對於心血管、高血壓、心臟病及婦科有顯著療效，尤其是月經期間情緒不佳、臉色黯淡，甚至是痛經等症狀，都可以得到一定的緩解。

玫瑰蜜香養顏茶的功效

1. **消除口臭**：由於玫瑰花茶的花香濃郁，消除口臭效果佳，適合飯後飲用。
2. **調理氣血循環**：玫瑰花有很強的行氣活血、化瘀、調和臟腑的作用，可改善氣色不佳、月經失調、經痛等症狀。
3. **防皺紋**、**養顏美容**：可去除黑斑，令皮膚自然嫩白，更可預防皺紋。

4. 減肥：玫瑰花茶有幫助消化、消脂肪之功效，因而可減肥，最適合因內分泌紊亂而肥胖的人飲用。

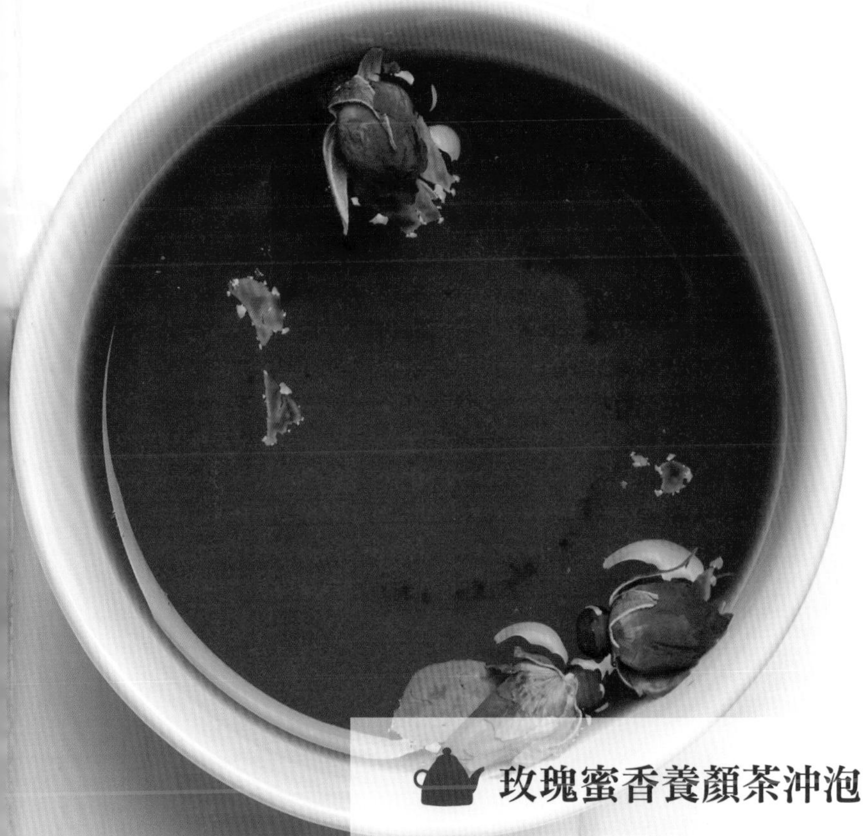

玫瑰蜜香養顏茶沖泡方法

材料

玫瑰花苞	20 朵
水	500 毫升
紅茶	2 克
蜂蜜或糖	適量

泡製方法

1. 在鍋中放入 500 毫升的水煮開，接著放入玫瑰花苞，改小火煮 2 分鐘後熄火。
2. 再將紅茶放入鍋中浸泡 40 秒，馬上取出。
3. 將茶汁過濾到杯中，加入適量蜂蜜拌勻即可。

Point

因玫瑰花有收斂作用，便祕的人不宜飲用。

活顏抗老 02

紅麴烏龍活血茶

紅麴是近年相當熱門的保健食品，改善心血管疾病的效用佳，對沒有心血管疾病的人來說，也能消除頑固的膽固醇，有效預防三高。

或許是飲食和生活習慣的改變，越來越多人有膽固醇過高或心血管疾病的問題。曾有個病患因此到診間找我問診。她說她很忙，忙到三餐不能定時定量，只能以速食、比薩、便當之類的食物果腹，連睡覺都只能睡兩、三個小時……但這陣子，她發現連呼吸都有困難，她覺得是因為自己太胖了。

其實，這真的不只是胖瘦的問題，真正的癥結所在，是飲食和生活習慣。若不加改善，即使減了體重，也避免不了心血管疾病上身。然而，一時之間她也無法改變習慣，為了能讓她過得健康一點，我便建議她試著

紅麴小檔案

紅麴，又名丹麴、赤麴、紅米或福麴，是以蒸熟的米飯種紅麴菌，經由繁殖發酵而成的一種紅色米麴，看起來就像是紅色的米飯。

紅麴的製造在中國有上千年的歷史，明代《本草綱目》中，詳細記載以米飯培育紅麴的過程，且紅麴且對人類身體健康有益，具有消食化積、健脾暖胃、活血化瘀的功效，可用來治療女性經痛，以及產後惡血不盡。適合釀酒、入藥與食用。

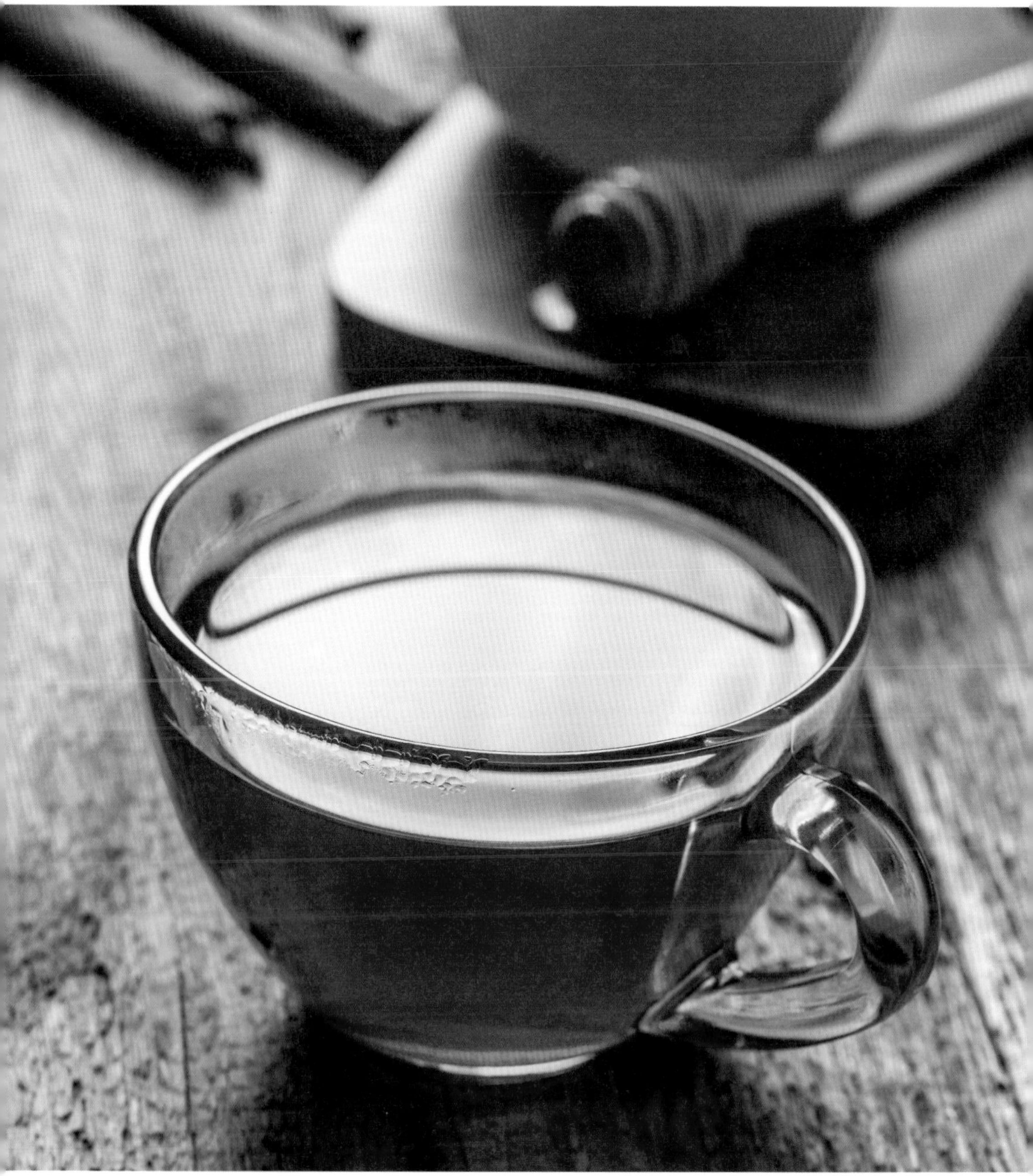

喝烏龍紅麴茶。茶中有烏龍甘甜的味道，紅麴又可以預防膽固醇堆積，又屬於低熱量飲品，對想減重並調整代謝問題的人來說，經常飲用是保健入門最簡易的好方法。

紅麴的歷史

相傳紅麴是在明鄭來台後，由渡海而來的製酒匠所引進，由於紅麴適合潮濕的環境，因此其最早的落腳處，就是在潮濕多雨的宜蘭。

早期製造紅麴時，得先派人到中國購買以米飯和酒混合製成的「麴公」為原料，再以此作成麴種，並進一步製成麴種糟，最後將米飯與麴種糟混合，才能培育出紅麴。

直至一九三一年，日本人從台灣紅麴中分離出一株紅麴菌株，命名為「安卡」（現今紅麴閩南語的發音），之後再經改良，而開始普及。當時的台灣專賣局（台灣菸酒公司前身）所屬的酒廠，都以麵包塊種「安卡」來培養「麴公」，成為本土的紅麴原料來源。

為什麼要喝紅麴烏龍活血茶

烏龍紅麴茶可以養顏美容並防止老化，更可降血壓，對人體有保健的效果。加入茶品飲用，於人體內會產生一種能分解活性氧的酵素SOD，這種酵素是維持健康、養顏美容不可或缺的物質。而烏龍紅麴茶中的多酚類具有和SOD同樣的功能，並可促進提高SOD消除活性氧的能力。

紅麴烏龍活血茶的功效

1. **降低膽固醇**：紅麴在生產過程中所產生的代謝物莫那可林K茶（monacolin K），可降低膽固醇，膽固醇偏高的人，可飲用紅麴烏龍茶，以減少膽固醇的囤積。
2. **降血壓**：有些紅麴會產生 γ-胺基丁酸，也稱作 GABA（佳保），是一種可以降血壓的成分。
3. **抗疲勞**：時常飲用可以減少疲勞感，並有抗氧化、預防失智等功效。

紅麴烏龍活血茶沖泡方法

材料

水	500 毫升
紅麴	10 克
烏龍茶	2 克

泡製方法

1. 先將紅麴加入水中，煮至水變色。
2. 煮滾後，關小火再煮 5 分鐘。
3. 濾渣。
4. 以紅麴水沖泡烏龍茶，泡開後撈起茶葉。

Point

因紅麴具有活血功效可能，影響凝血功能，除了肝、腎功能不佳者及孕婦外，剛開完刀或即將要動手術的病患也要避免。

活顏抗老 03

桑椹青春美白飲

桑椹是健體美顏、抗衰老的上上之選，每天二十到三十顆，不但可以明目，緩解眼睛疲勞乾澀的症狀，還能調節免疫系統，對一般人也有極大的好處。

許多保養品強力主打美白功效，然而想要白裡透出好氣色，不能只靠外在的塗塗抹抹，由內而外的保養，可是相當重要！

桑椹是抗氧化界的明星水果，多喝桑椹青春美白飲，不僅能阻斷黑色素生成，更可以提高人體免疫力、延緩衰老。

桑椹的歷史

原產於亞洲西部、中國、日本。早在兩千多年以前，桑椹就已經是中國皇帝御用的補品，又被稱為民間聖果。

桑椹小檔案

桑椹，又名桑果，有黑白兩種，是一種營養價值頗高的果品，含鞣酸、蘋果酸及維生素B_1、B_2、C和胡蘿蔔素，可生食或製成果醬、飲料。桑椹指的就是桑樹的果實，一串串紅或紫或黑的果穗，乍看之下就像迷你小葡萄。綠色和紅色的桑椹果多酸，不適宜生食，完全成熟後，果色轉變為紫黑色，才具有甜味。

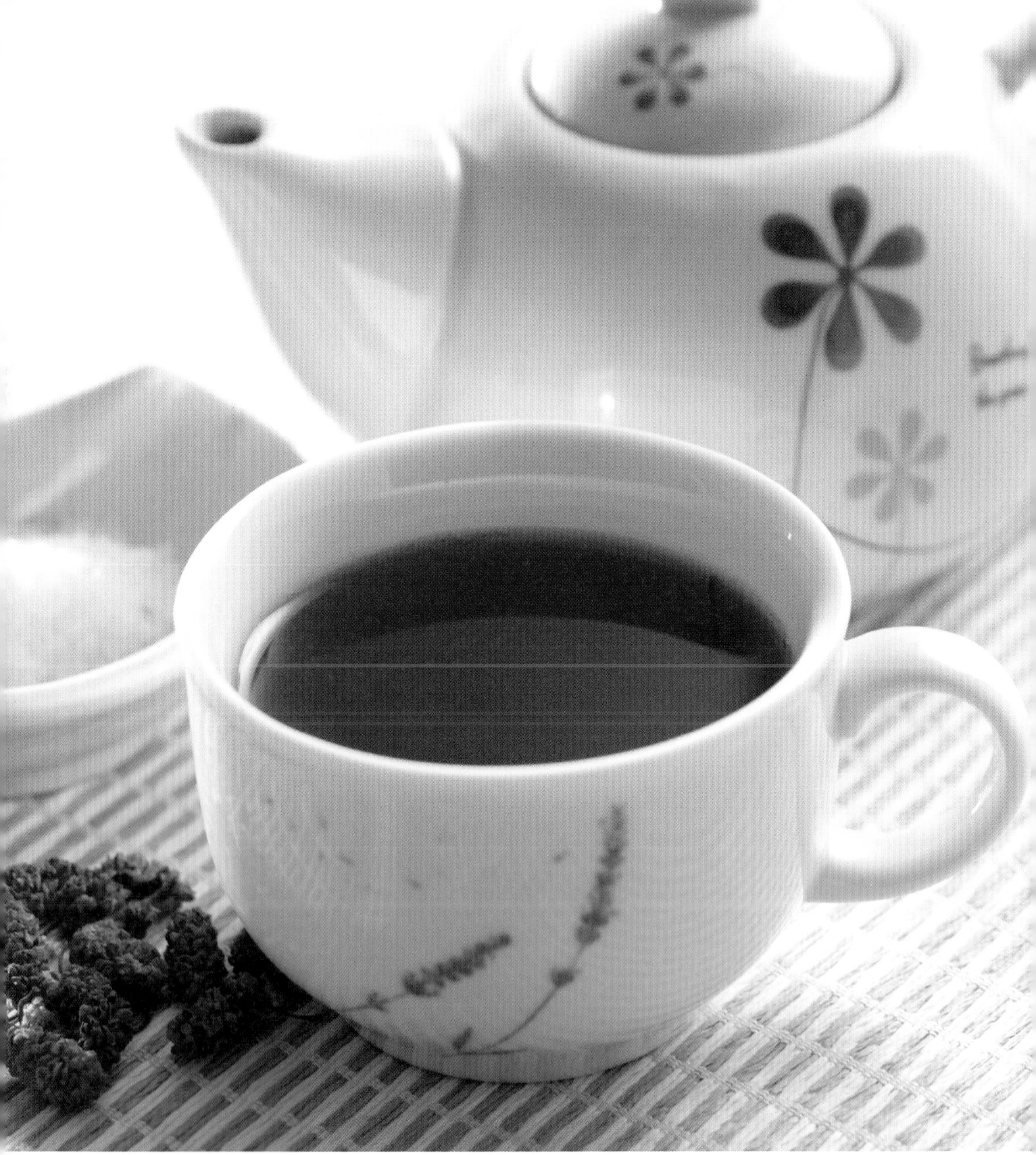

為什麼要喝桑椹青春美白飲

《本草綱目》中有記載：「桑椹，久服不饑，安魂鎮神，令人聰明，變白不老。」簡單扼要就概括桑椹的功效，能改善皮膚的血液供應，滋養並嫩白肌膚，以及烏髮等。桑椹青春美白飲也適合長輩飲用，能明目，緩解眼睛疲勞乾澀等症狀。

桑椹青春美白飲的功效

1. **美白養顏：**桑椹茶蘊含豐富類黃酮，有美白肌膚作用，維生素則可抗氧化。
2. **預防貧血：**很多女性都有貧血困擾，飲用可促進血紅細胞生長。
3. **增進免疫力：**對溶血性反應有增強作用，可防止人體動脈硬化、骨骼關節硬化，可促進新陳代謝，增強免疫功能。

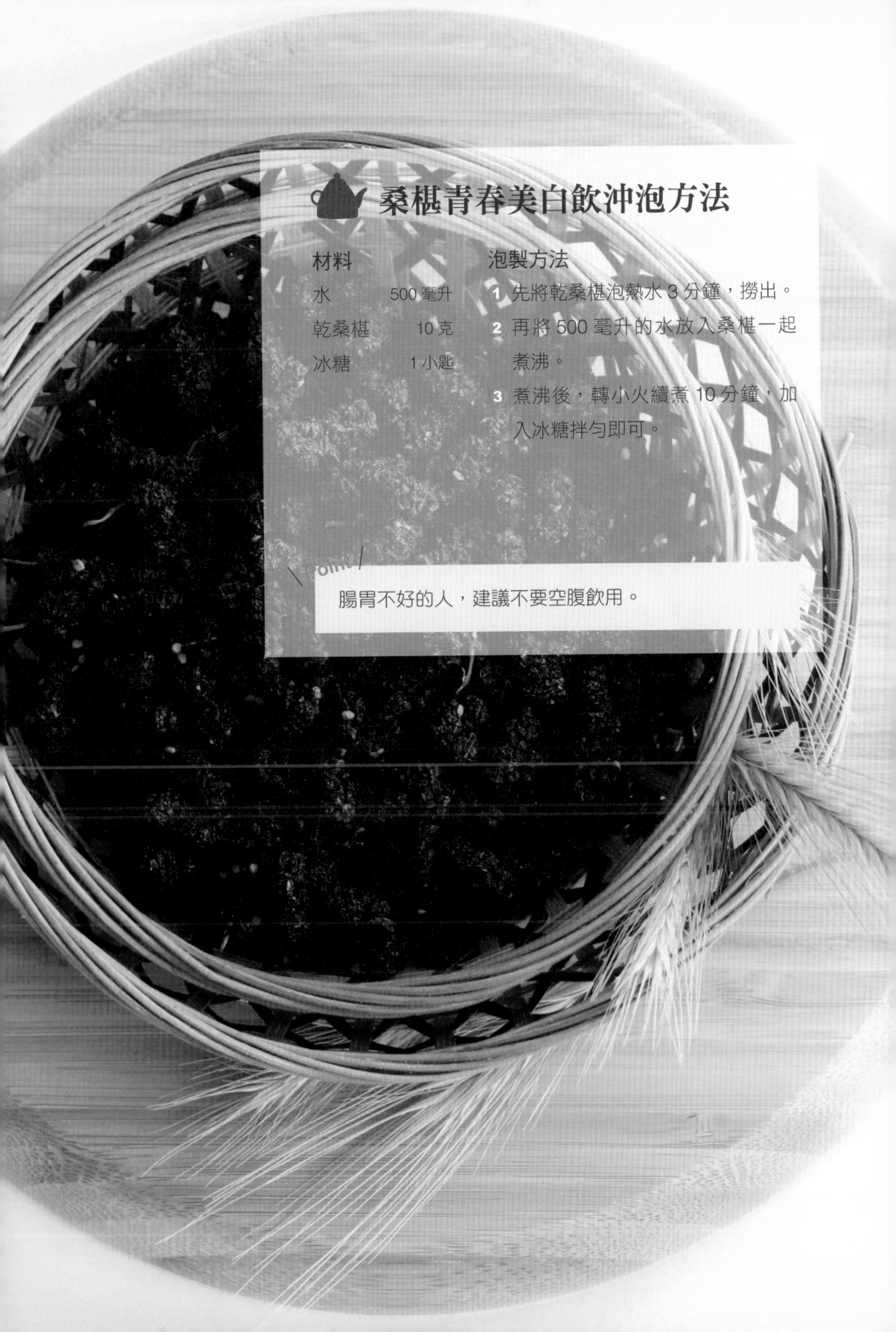

桑椹青春美白飲沖泡方法

材料

水	500 毫升
乾桑椹	10 克
冰糖	1 小匙

泡製方法

1. 先將乾桑椹泡熱水 3 分鐘，撈出。
2. 再將 500 毫升的水放入桑椹一起煮沸。
3. 煮沸後，轉小火續煮 10 分鐘，加入冰糖拌勻即可。

Point

腸胃不好的人，建議不要空腹飲用。

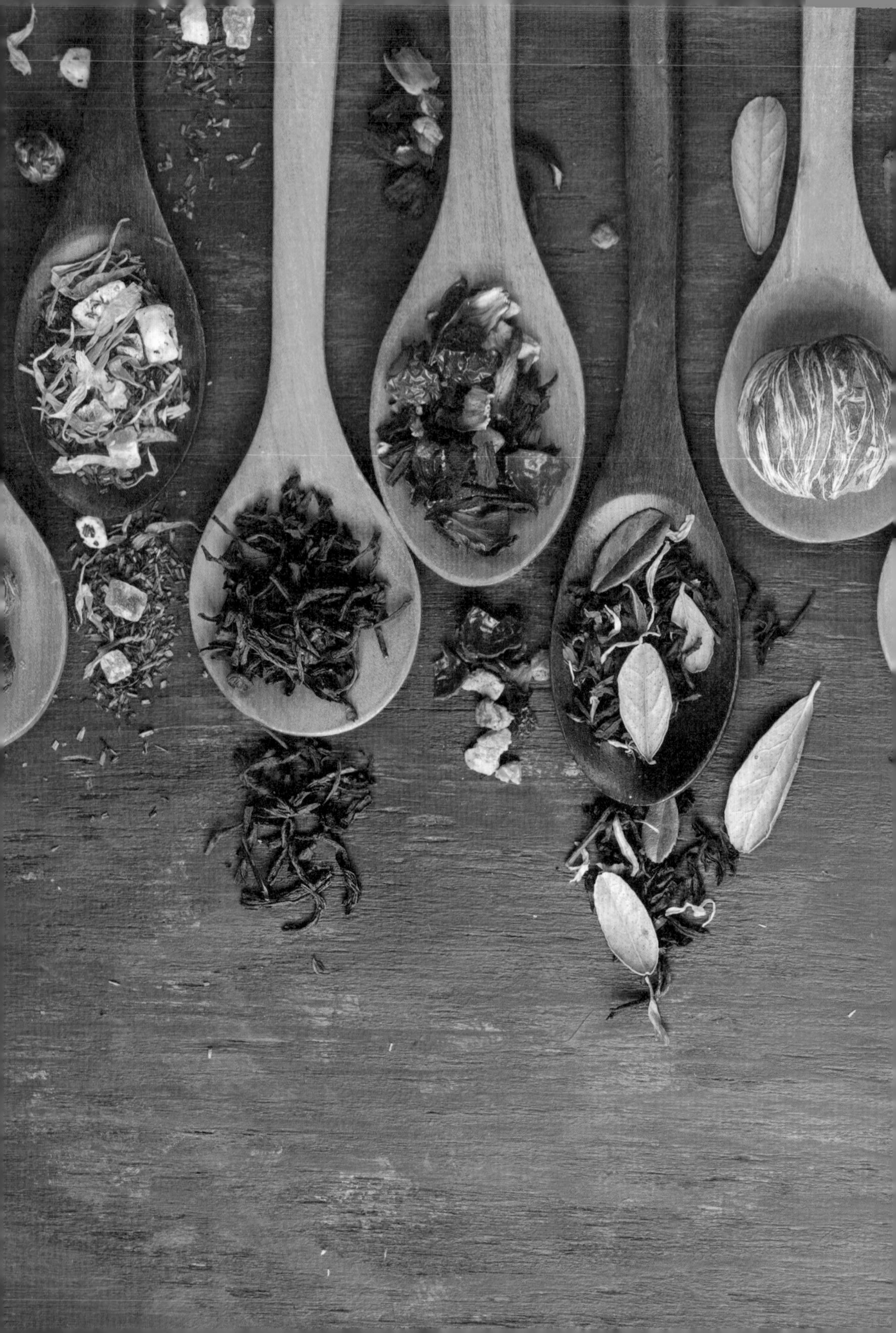

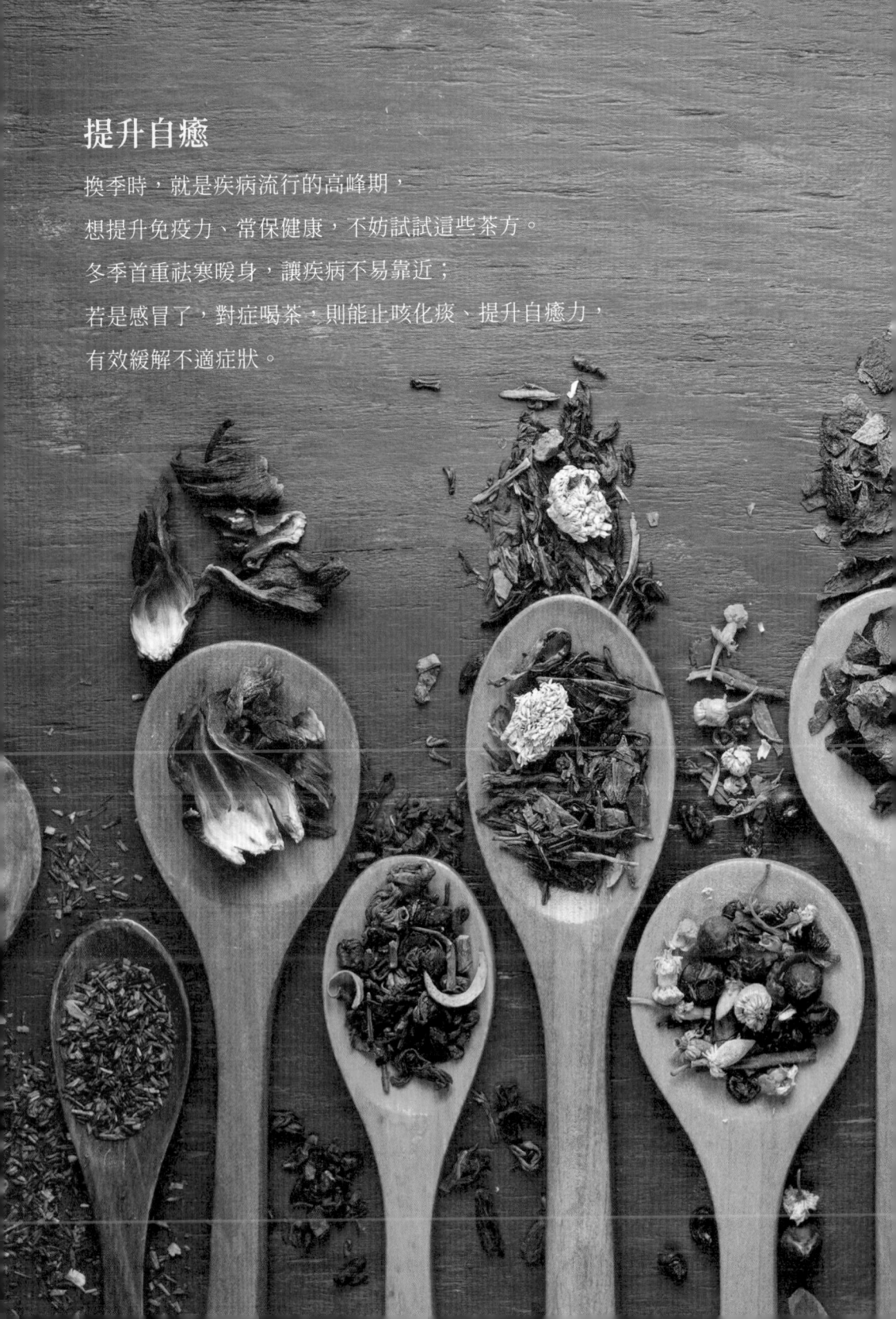

提升自癒

換季時，就是疾病流行的高峰期，
想提升免疫力、常保健康，不妨試試這些茶方。
冬季首重祛寒暖身，讓疾病不易靠近；
若是感冒了，對症喝茶，則能止咳化痰、提升自癒力，
有效緩解不適症狀。

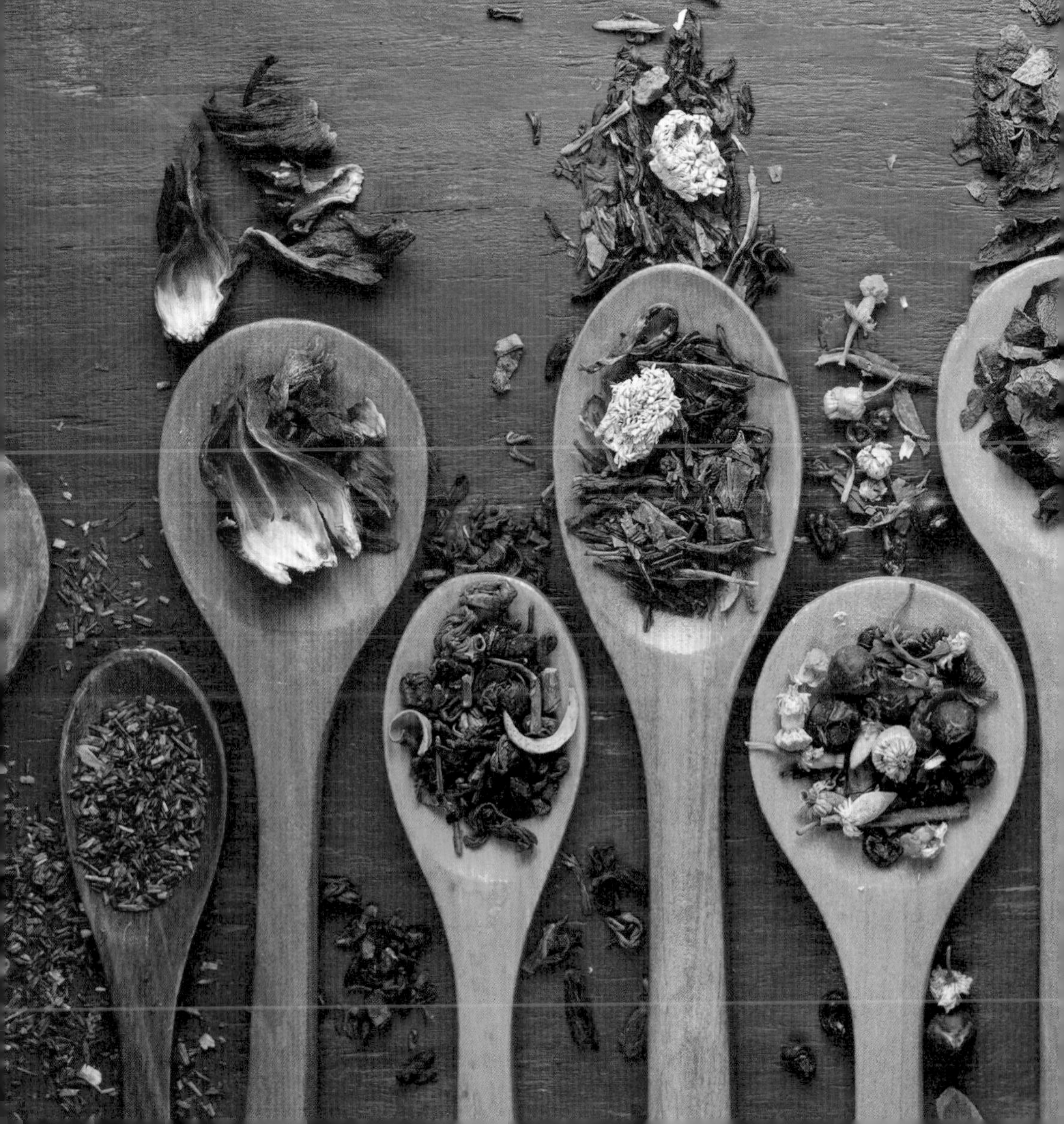

提升自癒 01

黑糖薑母暖身茶

祛寒暖身

薑自古以來就是很好的祛寒工具，老一輩的人看到有人淋了雨，或者天冷時，總會煮上一鍋的薑母茶來暖身，但如果你怕它的辛辣味，含山楂片或放一片甘草就會好多了。

氣溫變化一大，因為感冒到醫院來掛病號的人就多了起來，診間充斥著此起彼落的咳嗽、噴嚏、擤鼻涕的聲音，看了真是讓人不忍心。其實，感冒可以預防的，預防的方法很簡單，那就是「多喝水」。

但當天氣變冷，大家就比較不愛活動，排汗量和喝水量自然減少許多。偏偏人體每天需要喝足2公升的水，這時候用熱呼呼的薑母茶來替代水的補充，除可維持健康，還兼具保暖祛寒效用。

如果發現自己有感冒前兆，不妨試喝一些黑糖薑母暖身茶來祛寒發汗，能緩解症

薑小檔案

薑是薑科多年生草本植物的塊莖，含有揮發油、薑酸、澱粉等成分，依採收季節可分為「嫩薑」及「老薑」。秋分前長的尖芽為嫩薑或子薑，而寒冷霜降後長成的就是老薑。生薑的效用偏重開胃、止嘔、去腥解毒；老薑辛辣強勁，祛寒的能力勝過生薑，能增強人體血液循環，刺激胃液分泌，促進腸管蠕動，加強消化能力，抑制細菌。

薑具有產後補血驅風、祛淤回復細胞的功用，少量服用可溫胃，但不能吃得過多，以免刺激腸胃神經，導致急性嘔吐等症狀。

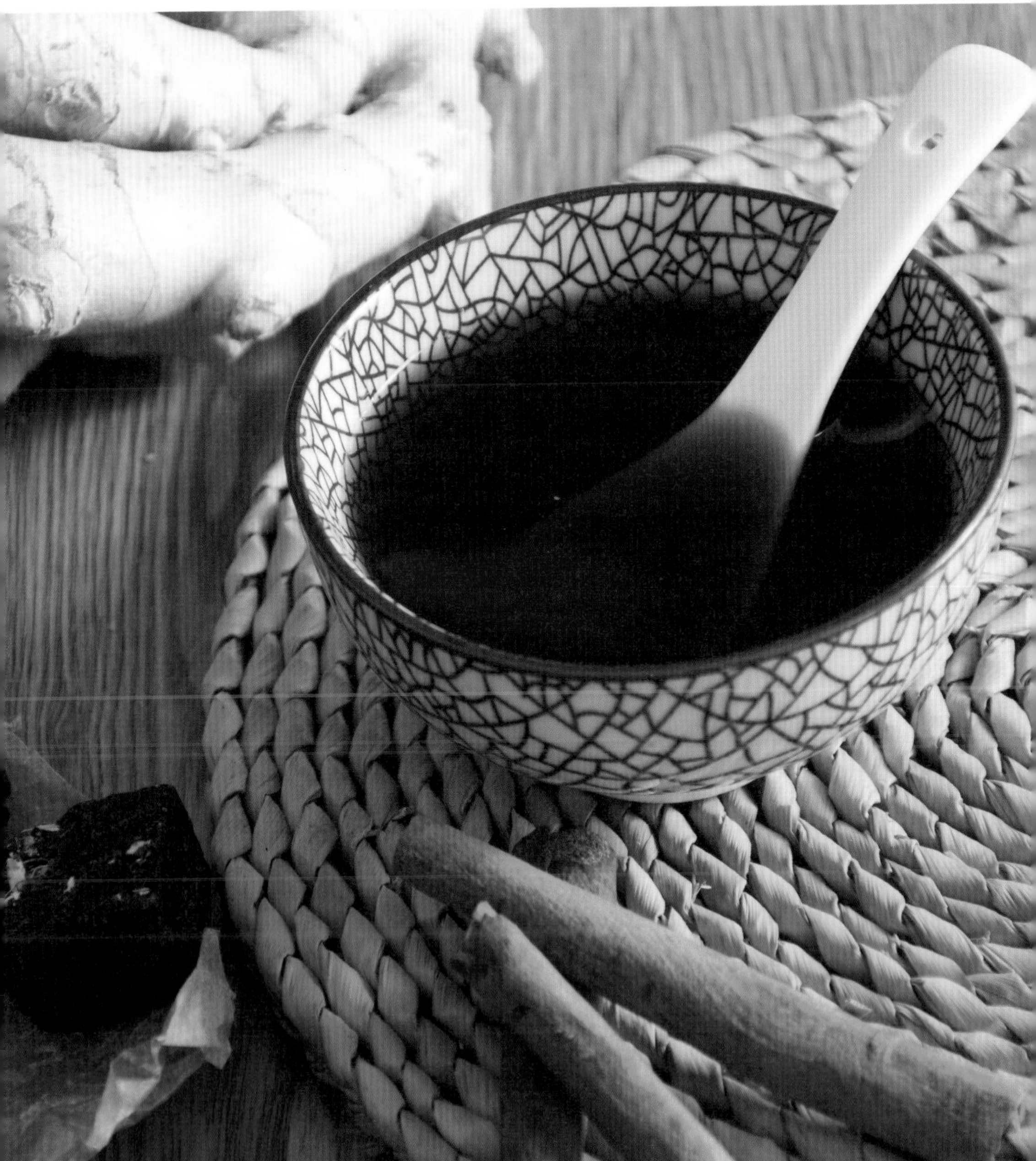

狀，加入黑糖，降低辛辣的刺激口感，是冬日暖心的美味飲品。

薑的歷史

北宋著名文學家蘇東坡在《東坡雜記》中，有一段和薑有關的記述。錢塘（現今浙江杭州市）淨慈寺裡有一位僧人，年紀雖然已經超過八十歲，卻童顏鶴髮，一點也看不出老態，每天仍然精神奕奕。

一天，蘇東坡忍不住好奇地問他到底有什麼益壽的妙方，僧人告訴他，四十多年來，每天都將連皮的嫩薑泡在溫水裡喝，從來沒有間斷，這就是他的養生長壽祕方。

其實生薑可延年益壽，並不是這位老僧的特殊發明，早在春秋戰國時期，孔子就已經發現生薑有抗衰老的功效，而飽嚐戰禍的孔子能夠有七十三歲的長壽，可能就和他以生薑養生有著密切的關係。

為什麼要喝黑糖薑母暖身茶

薑母茶不僅能防治傷風感冒，同時還能溫胃止嘔，是冬天驅寒暖身不可或缺的飲品。女性生理期間，若感覺體力虛弱、頭暈目眩，或者因為經血量稀少而有腹脹悶痛不適，喝了也都能有效獲得改善。此外，如果不小心吃到不新鮮的食物，導致輕度中毒時，薑母茶也有抑制嘔吐及腹瀉的效果。

黑糖薑母暖身茶的功效

1. **預防感冒**：由於薑母茶可以促進血液循環，除了能讓身體保持溫暖，還能幫助排汗，所以很適合作為冬天養生、預防感冒的飲品。

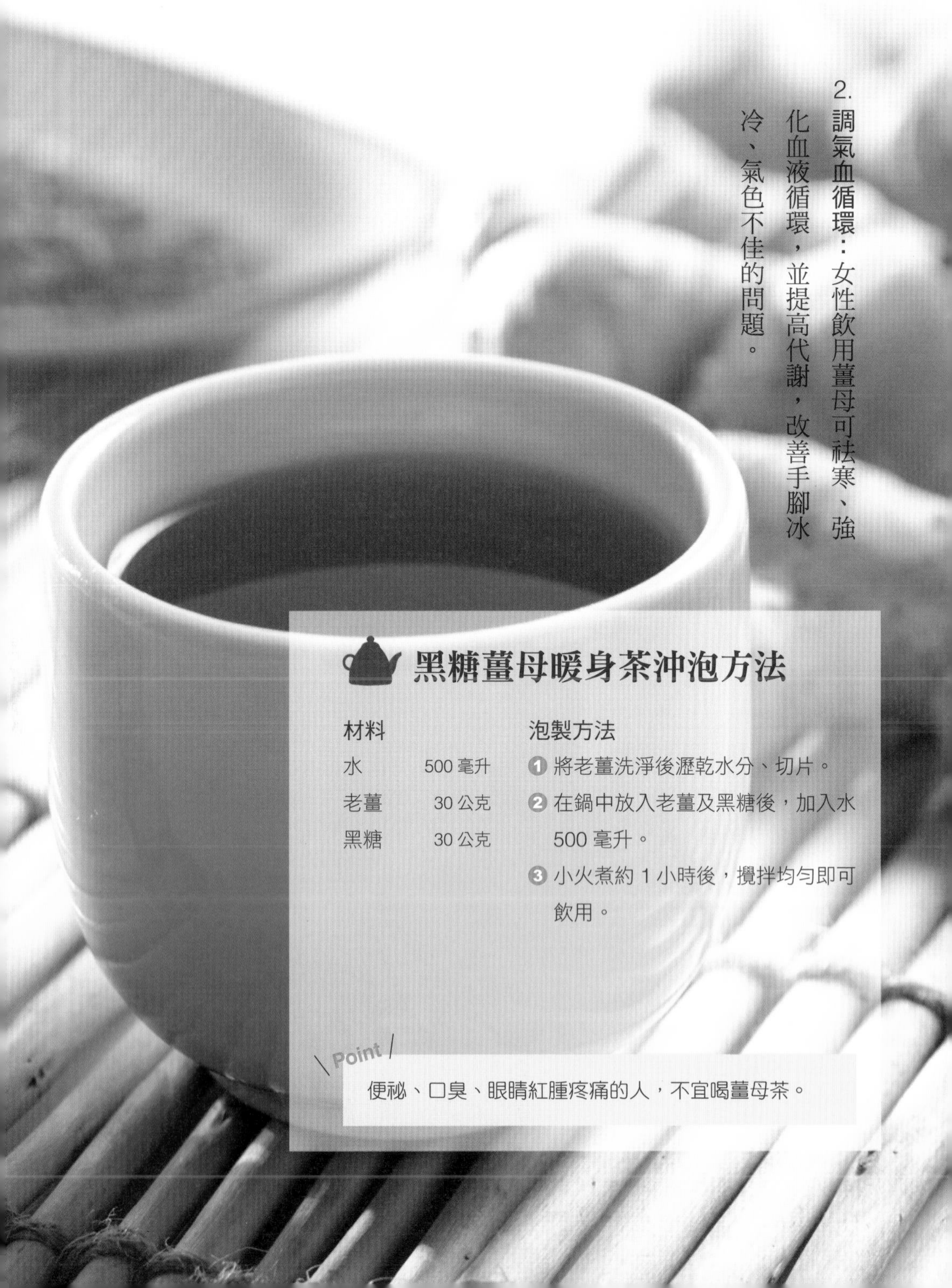

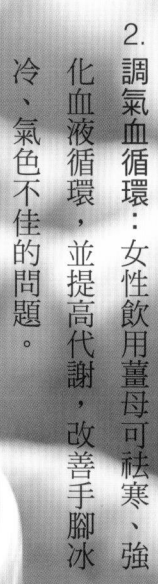

2. 調氣血循環：女性飲用薑母可祛寒、強化血液循環，並提高代謝，改善手腳冰冷、氣色不佳的問題。

黑糖薑母暖身茶沖泡方法

材料

水	500 毫升
老薑	30 公克
黑糖	30 公克

泡製方法

1. 將老薑洗淨後瀝乾水分、切片。
2. 在鍋中放入老薑及黑糖後，加入水 500 毫升。
3. 小火煮約 1 小時後，攪拌均勻即可飲用。

Point

便祕、口臭、眼睛紅腫疼痛的人，不宜喝薑母茶。

提升自癒 02

祛寒暖身

桂圓大棗暖身茶

寒冷的冬天，來一杯暖暖的桂圓大棗暖身茶是一件幸福的事，尤其是對體質較虛的人，不但能祛寒保暖，還能夠促進血液循環。

每當寒流來襲或天冷轉涼，許多人就會出現手腳冰冷的問題。長輩因為體質較為虛寒，一到天氣轉變的時候，不是骨頭痠痛，就是感冒受寒，甚至引發心血管的疾病。

由此可見，平日的保養其實很重要，桂圓大棗暖身茶能養生健體、祛寒暖身，不管是體虛的長輩，或者怕冷的人，都適合飲用這道能促進血液循環的茶方。

龍眼的歷史

很早以前，在福建一帶有條惡龍，每逢八月海水大潮就興風作浪、毀壞莊稼，人畜

桂圓小檔案

龍眼乾俗稱「桂圓」，與荔枝、香蕉、鳳梨同為華南四大珍果，因果實去皮後極似眼珠，所以有「龍眼」的名字。

龍眼果實富含營養，是珍貴的滋養強化劑。果實除鮮食外，還可製成罐頭、酒、膏、醬等，亦可加工成桂圓乾肉。此外，龍眼的葉、花、根、核均可入藥；龍眼樹木質堅硬，紋理細緻優美，是製作高級家具的原料，又可以雕刻成各種精巧工藝品；龍眼花是一種重要的蜜源植物，龍眼蜜是蜂蜜中的上等蜜。

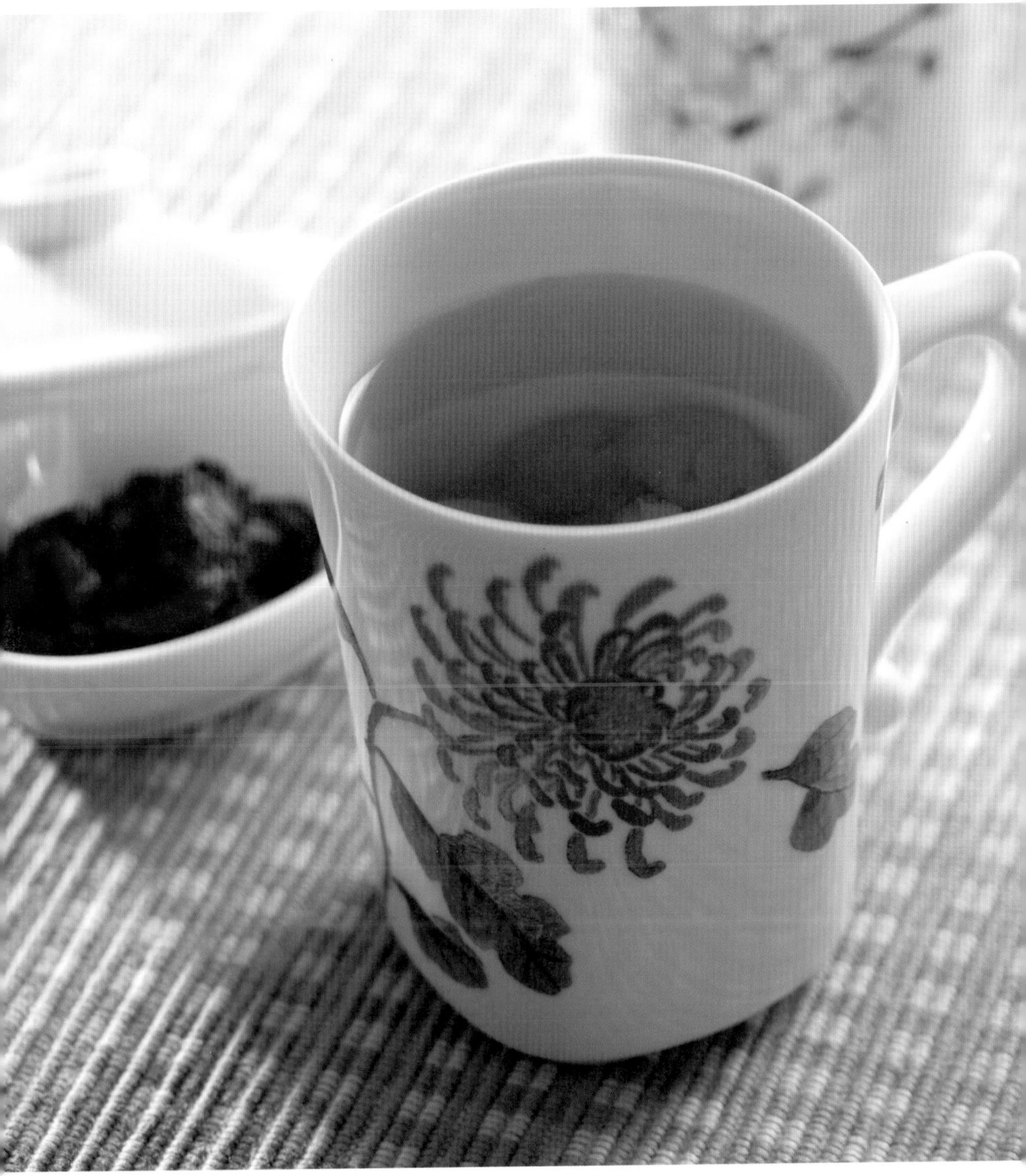

被害不計其數，為了活命，百姓們只好逃離家園躲在石洞裡。

一個武藝高強的少年，名叫桂圓，他不忍百姓們被惡龍所傷害，決心為民除害，與惡龍搏鬥一番。到了八月，大潮來了，他準備好用大量酒水浸泡過的豬羊肉及粗酒，躲在一旁等著惡龍上岸，準備等牠吃飽喝足後，一舉殲滅。

果然，惡龍看到豬羊肉饞得口水直往下淌，沒幾口就把肉給吃光了。因為豬羊肉是用大量的酒泡過的，所以沒等多久，惡龍就躺在地上動也不動了。

桂圓一看機不可失，立刻舉起鋼刀朝龍的左眼刺去，惡龍的眼珠瞬間掉了出來。牠痛得來回翻滾，正要逃跑時，桂圓揪住龍角，騎在龍身上，再用鋼刀刺向惡龍的右眼，失去雙眼的惡龍痛得嗷嗷大叫。經過一陣搏鬥，惡龍流血過多死去。桂圓由於在搏鬥中負傷過重，也死了。不久之後，在這個地方長出了一種果品，人們稱之為「龍眼」，也叫「桂圓」。

為什麼要喝桂圓大棗暖身茶

桂圓茶，依據《本草綱目》上的記載，具有補氣及安神的作用，所以對於比較怕冷、體質虛弱或氣血不足的人，飲用桂圓茶可以逐漸改善虛冷體質。另外，精神無法集中或記憶力不好的人，桂圓茶有安定神經、思考及集中精神的效用，考試前或開會前都可以喝杯桂圓大棗養生茶，安定心神。

桂圓大棗暖身茶的功效

1. **改善手腳冰冷：**可改善冬季寒冷，或因久病虛弱、氣虛所導致手腳冰冷的症狀。

2. **改善貧血**：桂圓茶可以改善調理體質，又可以養顏美容，適合容易貧血氣色不佳者飲用。

3. **養氣安神**：能提振精神，對於容易緊張、分心的人，具有養血安神的效果。

4. **改善失眠**：通常容易失眠的人，是因為精神處於亢奮的狀況，桂圓茶具有安定神經的效用，能改善失眠。

桂圓大棗暖身茶沖泡方法

材料

水	500 毫升
桂圓	10 克
大棗	3 顆
黑糖	適量

泡製方法

1. 先將水煮沸。
2. 將龍眼肉及適量黑糖放入杯中，倒入沸水。
3. 拌勻後即可飲用。

Point

桂圓性屬溫補，口乾舌燥、火氣大者少用，也不宜太晚服用或一次沖泡太多。

提升自癒 03

蔥白生薑免疫茶

提升免疫

蔥有殺菌的功用，和薑一樣，都具有很強烈的辛辣味，對祛寒保暖，甚至預防過敏都具有奇效。

台灣冬季濕冷，有過敏體質的人很多，這道平時就能自己泡製的茶方，能有效改善過敏及感冒先兆，可用比較溫和的方法，來增強抵抗力和強化呼吸道，預防過敏或氣喘發作。

在寒天裡喝上一杯蔥白老薑茶，不但可以暖胃、祛寒，還可以止感冒引起的頭痛以及惱人的流鼻水症狀。

蔥小檔案

蔥百合科蔥屬，為多年生宿根草本植物，主要分為大蔥、分蔥、細香蔥、胡蔥、樓蔥、韭蔥等。在中國，蔥的醫食同源療效早有記載，可祛風發汗、解毒消腫，用於感冒頭痛、鼻塞流涕、跌打創傷的病症，對於初起的感冒風寒，效果甚佳。生蔥亦具有殺菌功效，不需要煮熟就可以食用。

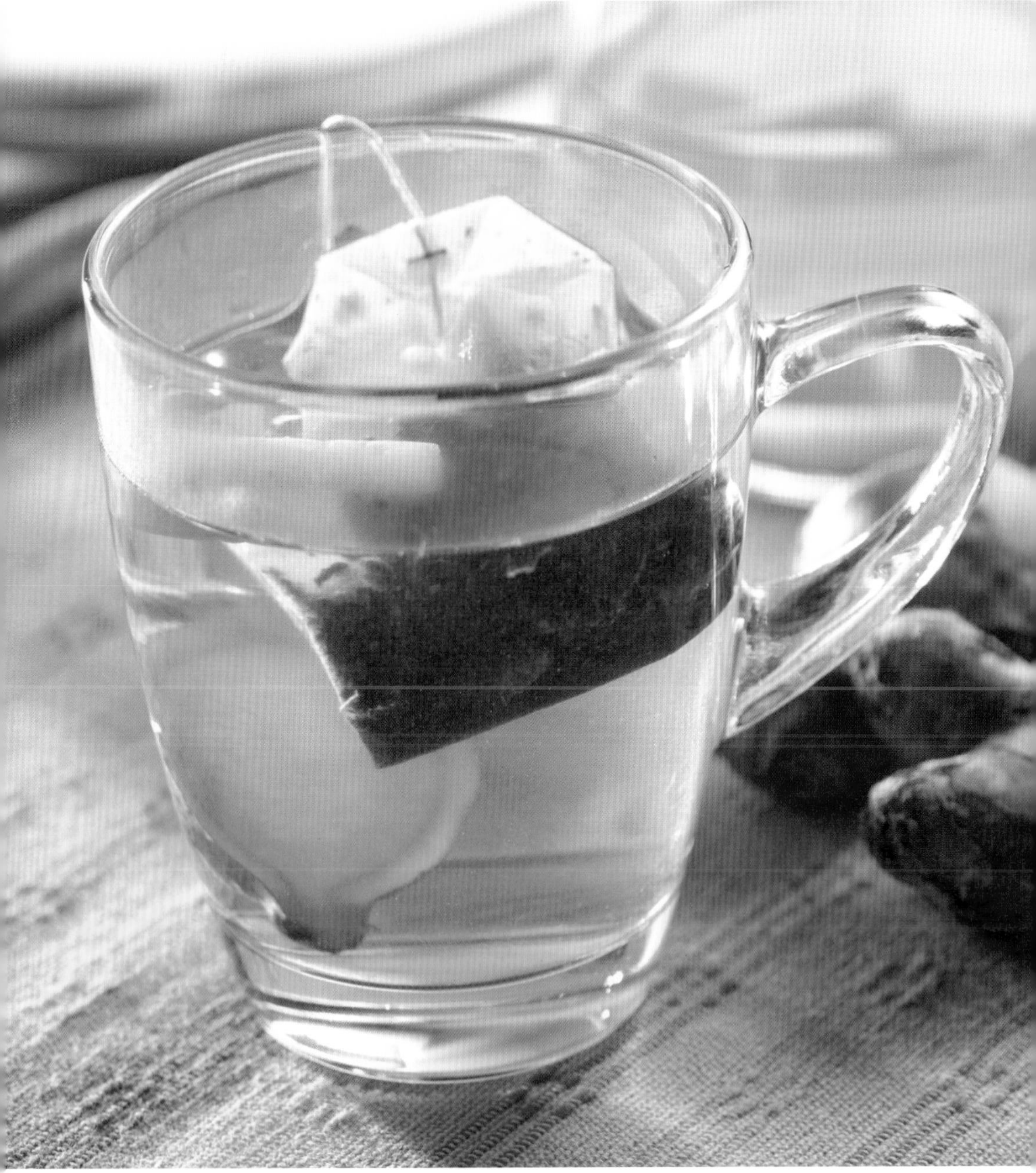

蔥的歷史

早在兩千多年前的《禮記·曲禮》中便有蔥的記載；一千八百多年前的漢代對蔥的栽培已有相當研究；北魏農書《齊民要術》中，對蔥也有專門論述。

古代（中世紀），軍隊將士把蔥放在胸口當作護身符；古希臘羅馬人把蔥作為軍糧中必備的食物之一，認為常吃蔥可以增加士兵的體力和勇氣，能輕易打敗敵人；古斯拉夫的士兵上戰場時，靴子裡都放三根蔥，認為這樣可以使士兵更英勇。

為什麼要喝蔥白生薑免疫茶

蔥白具有解毒、促進血液循環、刺激排汗及增進消化系統運作的功用，常被用來治療頭痛、腹痛、痢疾等；生薑則能散寒、止嘔化痰，把兩種材料放在一起，加入茶葉煮成茶飲，經常飲用，可以促進新陳代謝，增強人體免疫力。因風寒所引起的頭痛、身體疼痛、鼻塞流清涕或喉嚨癢，都能得到極好的舒緩效果。

蔥白生薑免疫茶的功效

1. **增強免疫力**：具有抗病毒和細菌的作用，飲用可以提高增強免疫系統功能。
2. **減肥效果**：代謝不好的人，常會感覺腿部腫脹不舒服，蔥薑茶可以促進代謝，改善水腫的體質。
3. **預防感冒**：可以排汗、解熱、去痰、止咳，有效預防感冒。

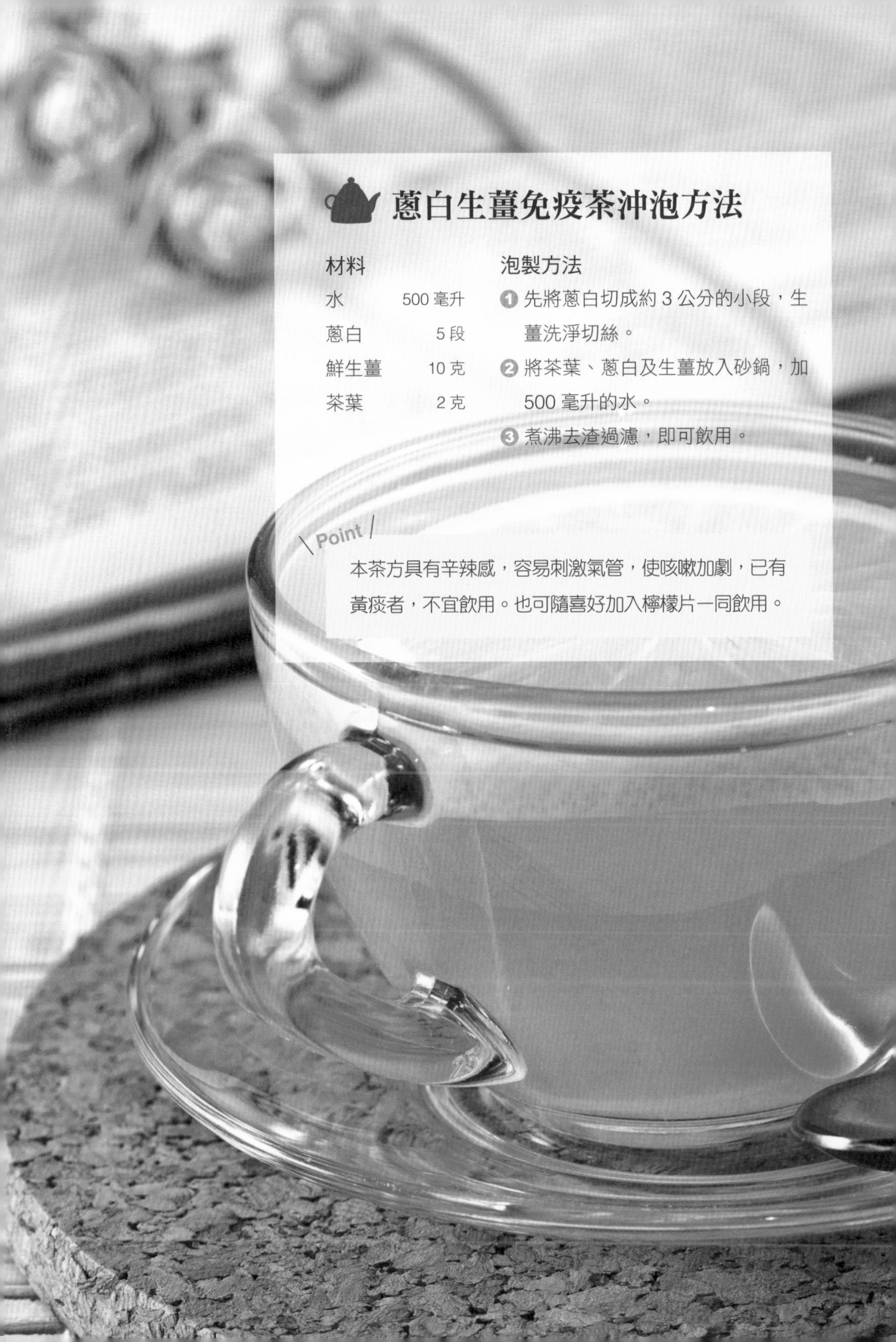

蔥白生薑免疫茶沖泡方法

材料

水	500 毫升
蔥白	5 段
鮮生薑	10 克
茶葉	2 克

泡製方法

1. 先將蔥白切成約 3 公分的小段，生薑洗淨切絲。
2. 將茶葉、蔥白及生薑放入砂鍋，加 500 毫升的水。
3. 煮沸去渣過濾，即可飲用。

Point

本茶方具有辛辣感，容易刺激氣管，使咳嗽加劇，已有黃痰者，不宜飲用。也可隨喜好加入檸檬片一同飲用。

提升自癒 04

板藍根殺菌茶

提升免疫

板藍根可以增強人體的抵抗力，具有抗病毒的作用，能有效抑制病毒及細菌的生長，預防感冒、流行性感冒。

每逢季節轉換、流行感冒病毒肆虐，就有不少人會想起這道茶方。

板藍根茶具有對抗病毒、清熱、解毒的功效，可退燒、消炎、緩解感冒所引起的頭痛及咽喉痛。無病時經常沖服，可以加強自身的免疫力和抗病毒能力。

板藍根的歷史

唐滅後至宋初，世道不定、戰亂頻仍，疫病大肆流行，時醫為阻止疫情擴散，欲取菘藍葉入藥。偏偏疫病發生在冬末春初時，菘藍的莖葉難尋，便拿菘藍根來替代，沒想

板藍根小檔案

板藍根，為十字花科植物菘藍的根，漢代《神農本草經》收載「藍」為上品藥，印花布用的藍靛即是其葉（大青葉）提取出的染料。板藍根性苦，寒、涼、無毒，具有清熱、解毒、涼血的功效。在《本草便讀》中提到板藍根能「清熱解毒」，依據傳統中醫的理論因此板藍根可以增強人體的抵抗力，平時亦能預防感冒、流行性感冒。此外，板藍根還具有抗病毒的作用，能有效抑制病毒及細菌的生長。

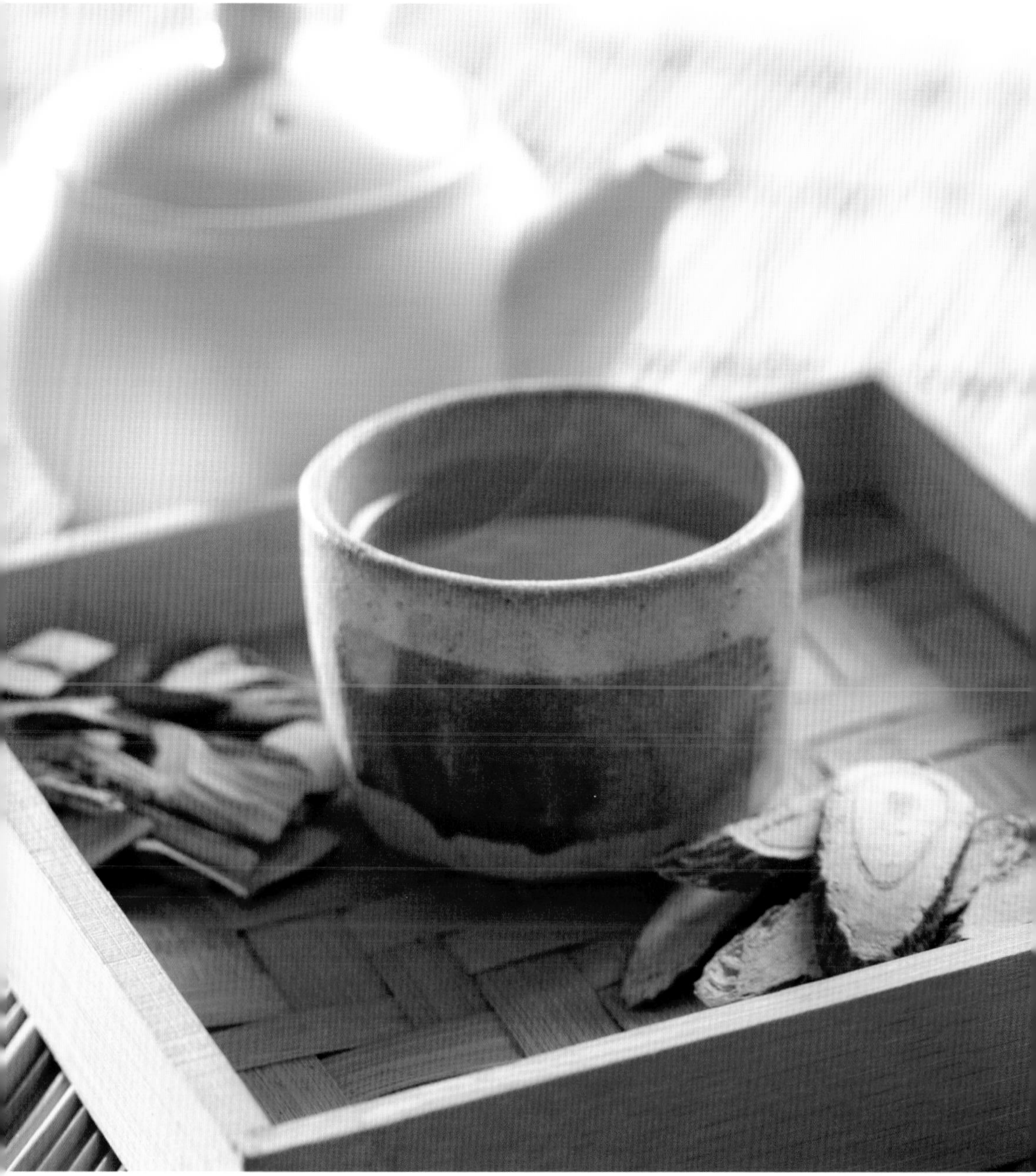

到卻發現它有更好的療效，不但順利治癒許多患者，更阻止了疫情的擴散。

為什麼要喝板藍根殺菌茶

中醫常利用於治療病毒性感冒、扁桃體發炎、腮腺炎、肺炎、肝炎、丹毒等疾病。板藍根不僅能直接抑制病毒，更可在免疫、內分泌、分子機制等方面發揮絕佳作用，對紓解頭痛、喉嚨痛以及提升免疫力，都有不錯的效果。

板藍根殺菌茶的功效

1. **抑菌鎮痛解熱：**具有體外抗菌作用，能抗病毒、消炎、止痛、退熱等作用，適當的服用可預防病痛。
2. **清熱解毒：**板藍根藥性苦寒，有清熱解毒的效果，適合體質容易上火者飲用。

板藍根殺菌茶沖泡方法

材料

水	500 毫升
板藍根	15 克
甘草	10 克

泡製方法

1. 先將板藍根洗淨、瀝乾。
2. 將 500 毫升的水煮沸後，放入板藍根與甘草。
3. 燜約 5 分鐘後，即可飲用。

Point

體質偏虛寒，或容易腹瀉、身體怕冷的人，不適宜飲用此茶方。

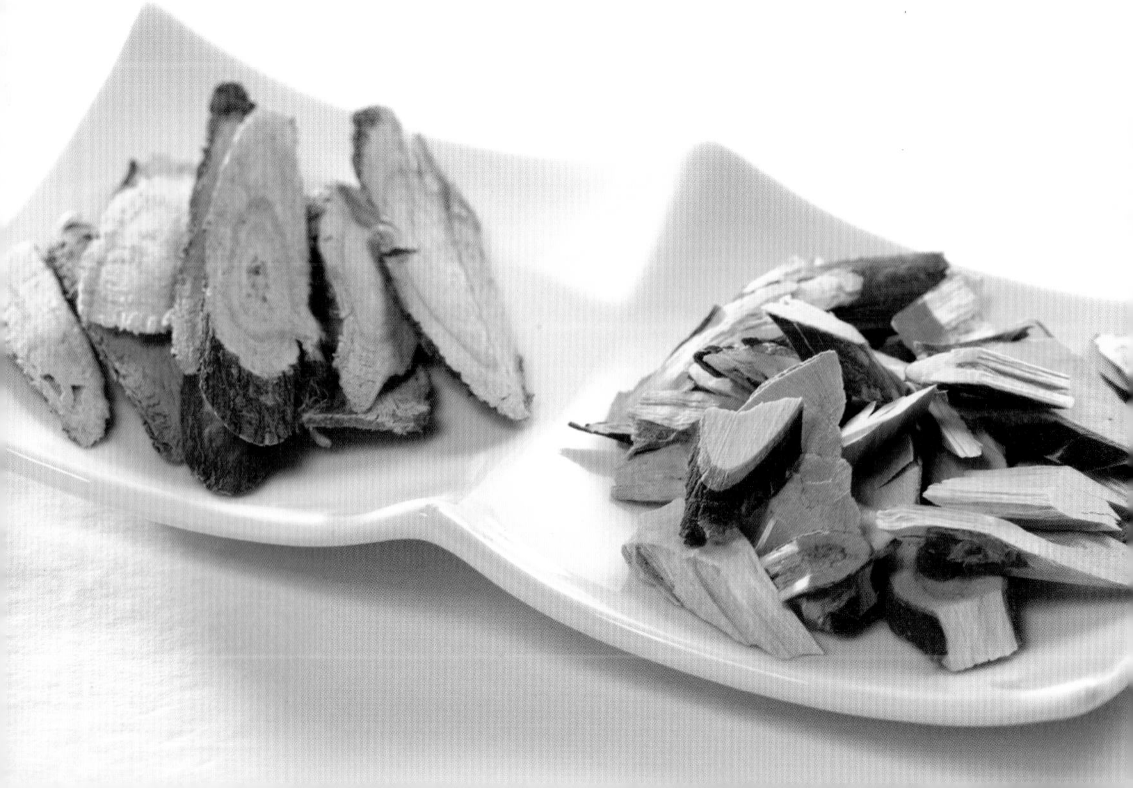

提升自癒 05

提升免疫

靈芝蜜香元氣茶

靈芝蜜茶不僅可以改善失眠的情況，還可以養顏美容、延緩老化，強化我們的免疫力，而且，還很好喝呢。

很多人都有失眠的困擾，失眠的原因很多，可能是因為壓力的累積，或是因生活作息不佳所造成。有失眠問題的人部分會依賴酒精或助眠藥物，但這實在不是根本之道，反而會增加身體及精神上的負擔。藥物使用不當甚至會使免疫力降低，引發各種疾病，所以實在不能小看失眠的問題。

前不久就有一位因為服用減肥藥而造成失眠、亢奮的病患來求助。各種藥物的副作用造成她的精神狀況不佳，臉上和身體上長滿膿疱。這些症狀很明顯就是因為免疫系統被破壞所造成的結果，因此，我建議她除了來醫院就

靈芝小檔案

靈芝又名靈芝草、菌靈芝、木靈芝、三秀、瑞草、赤芝、鐵菌，為多菌科植物紫芝或赤芝的全株。性味甘平。紫芝主要含麥角甾醇、有機酸、氨基葡萄糖、多醣類、樹脂、甘露醇和多糖醇等麥角甾醇、樹脂、脂肪酸、甘露醇和多醣類，又含生物鹼、內酯、香豆精、水溶性蛋白質和多種酶類。

靈芝自古以來就被認為是吉祥、富貴、美好、長壽的象徵，有「仙草」、「瑞草」之稱，傳統醫學長期以來一直視其為滋補強壯、固本扶正的珍貴中草藥。民間則傳說靈芝有起死回生、長生不老的功效。

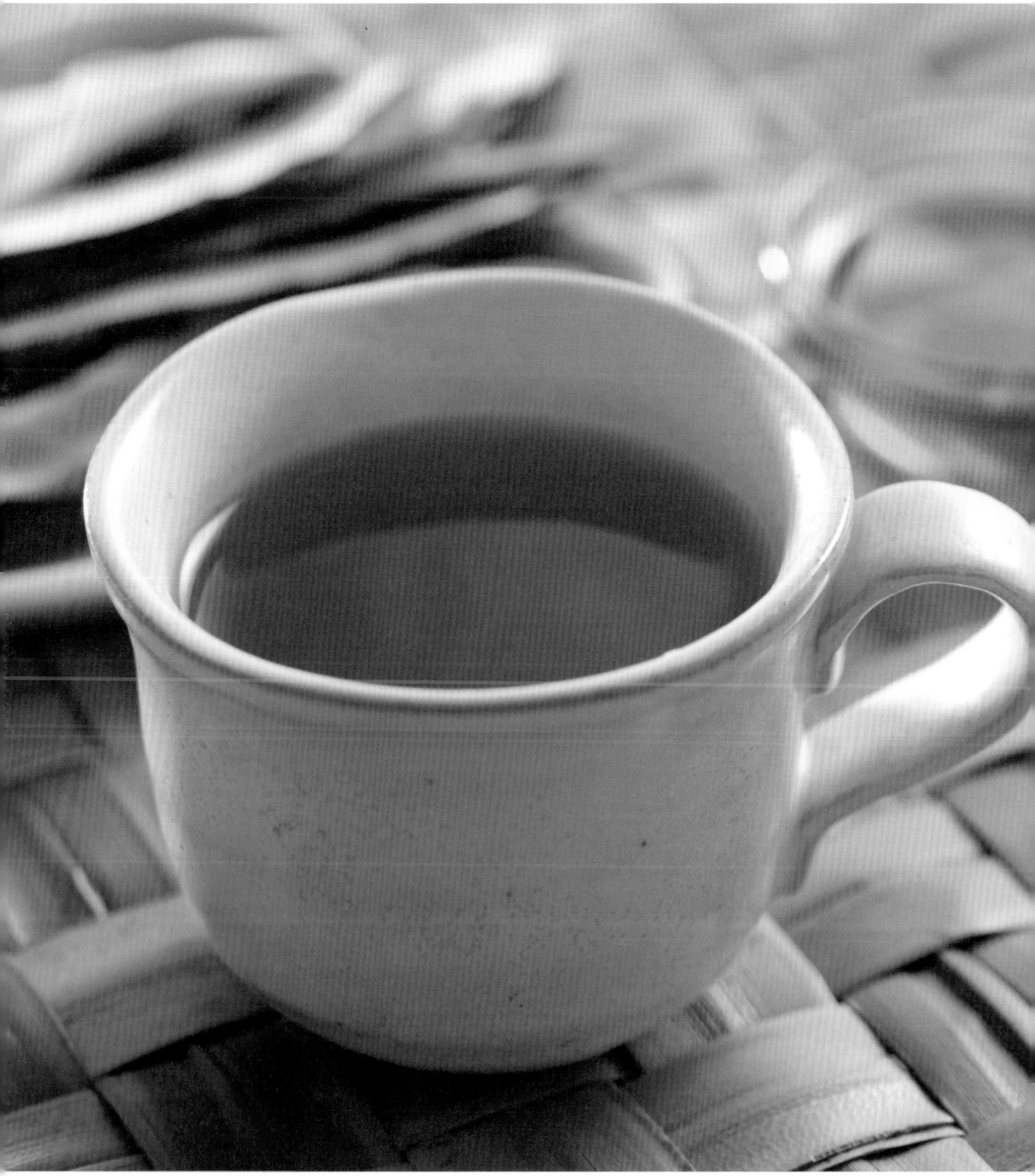

診外，平常也可以喝靈芝蜜香元氣茶，藉由醫療和保養雙管齊下，早日恢復健康。

靈芝的歷史

靈芝有「太上之品、方中妙藥」的美譽，並被當成是起死回生、返老還童的神藥，這一方面與歷史上秦漢以後神仙之學的盛行有關。術士認為服用靈芝可以升天成仙，靈芝因而蒙上了一層神祕色彩。但靈芝的神妙也並非全靠渲染而來，古今藥理與臨床研究均有提出證明，說明靈芝確有防病治病、延年益壽的功效。

為什麼要喝靈芝蜜香元氣茶

靈芝蜜茶中含的藥理成分非常豐富，其中含有七種人體所需的氨基酸，對腦血管、消化、神經、內分泌、呼吸、運動系統等，有雙向調節作用。此外，茶方對腫瘤、肝臟病變、失眠以及衰老的防治作用十分顯著，長期飲用可以提高免疫能力，延緩衰老。

靈芝蜜香元氣茶的功效

1. **養顏美容**：多飲用靈芝蜜元氣茶，可以潤澤肌膚，活化細胞再生，並延緩老化。
2. **抑制癌細胞生長**：可以防治腫瘤等病變，抑制癌細胞生長，長期飲用可以有顯著的效果。
3. **預防失眠**：對於長期失眠、精神不濟者，喝靈芝蜜茶可以改善失眠的狀況，也能保護肝臟。

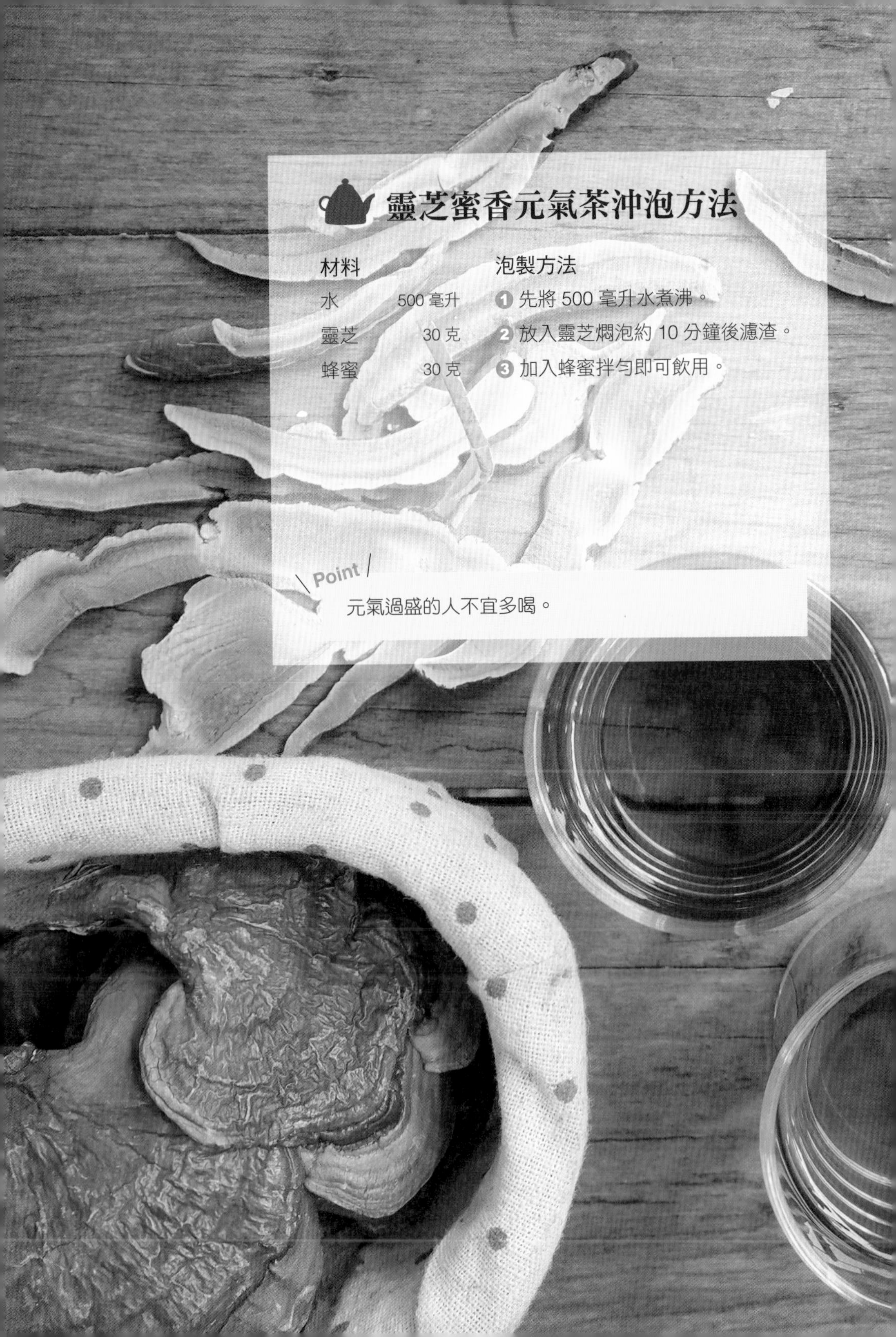

靈芝蜜香元氣茶沖泡方法

材料

水	500 毫升
靈芝	30 克
蜂蜜	30 克

泡製方法

1. 先將 500 毫升水煮沸。
2. 放入靈芝燜泡約 10 分鐘後濾渣。
3. 加入蜂蜜拌勻即可飲用。

Point

元氣過盛的人不宜多喝。

提升自癒 06

佛手柑爽喉茶

止咳化痰

佛手柑的果實一端有著許多散開的手指，形狀就類似人的手指一樣，所以稱佛手，色澤鮮黃、香味優雅，氣味較濃，有著甘甜的水果香味。

「醫師，只要一變冷我就動不動咳兩聲，但又不像是真的咳嗽，聽起來就像是假咳，真的很討厭。有沒有辦法可以解決啊？」

天氣轉涼，來到診間的患者常這樣向我抱怨，其實這種情況，是有個簡單的茶方可以解決的，那就是佛手柑爽喉茶。佛手柑爽喉茶不但具有止咳、化痰的功效，豐富的維生素C也能養顏美容。

佛手柑的歷史

妙善公主是妙莊王的掌上明珠，長大後由於執意要出家修行，讓妙莊王氣得連飯都

佛手柑小檔案

佛手柑，芸香科柑橘類，不僅是觀賞性植物，同時也是良好的藥材之一。原產佛教之國印度，可鎮靜抗痙攣、抗感染、健胃助消化等。此之，它還能恢復疲勞，許多人將它視為健康至寶。

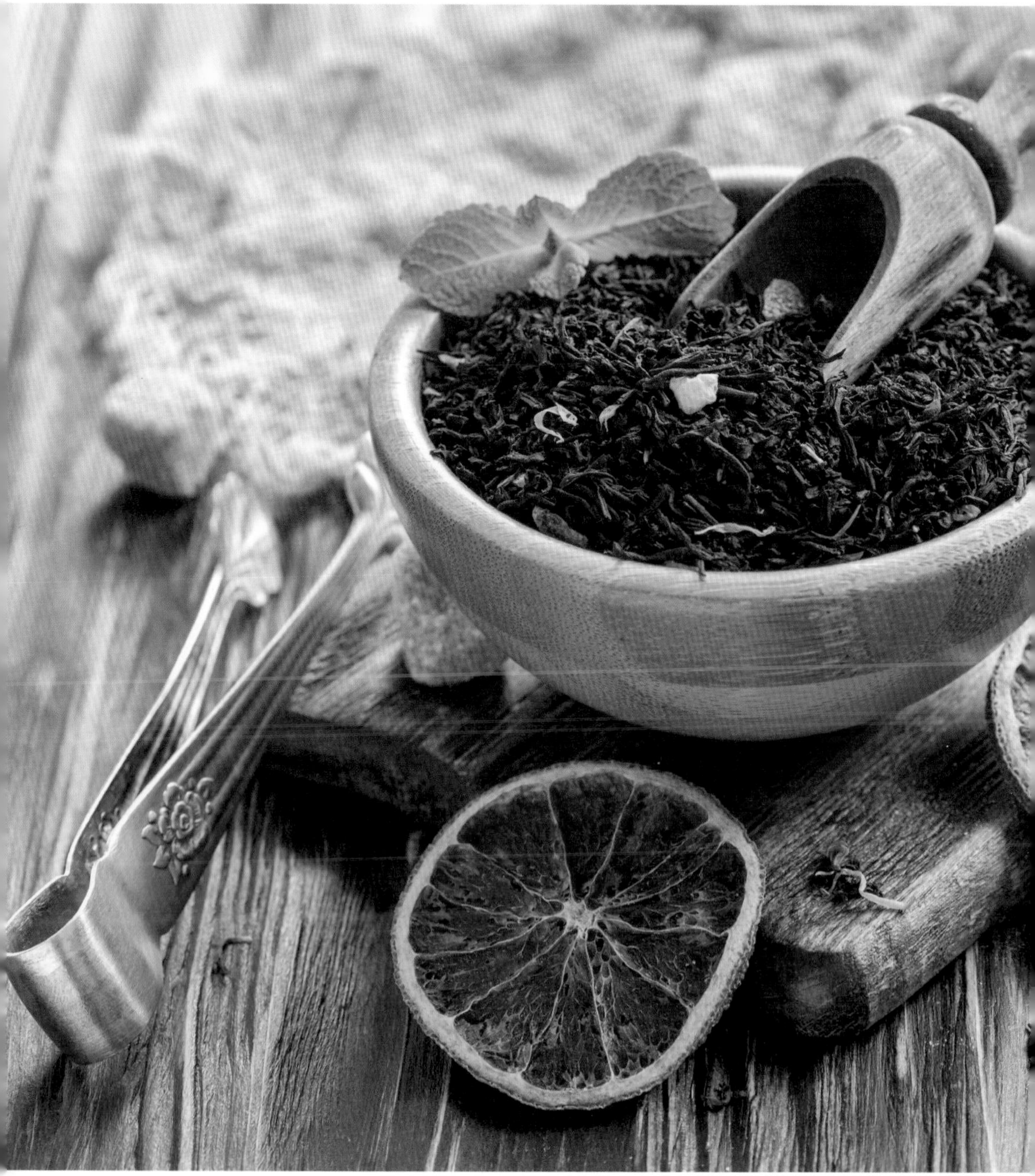

吃不下，沒多久就生了一場怪病，不論太醫們如何治療，妙莊王的病情始終不見好轉。

父王為了自己而生病，妙善公主心裡十分難受，偏偏自己不懂醫理，怎麼醫得了父王之病？想著想著不由黯然淚下。這一切全被住持竹心師父看在眼裡，實在也不忍心，便對公主說：「雖然看起來什麼都不能做，但至少可以在菩薩面前誠心的祈禱，祈願父親早日康復！」

公主聽了，立刻遵照住持的指示，每天都在菩薩的面前虔誠的為父王祈禱。一天夜裡，妙善做了一夢，夢見兩個神仙對她說：「妙善，你父親的病，只有取你手臂的肉煎湯服用才會好！」

妙善醒來後，覺得應該是菩薩給她的指示，便急急地進宮去了。

妙善進宮後，悄悄將自己的手臂砍下，煮成湯汁給父王服下，果然，妙莊王的病立刻痊癒。然而，當妙莊王得知自己喝下的竟是女兒的手臂肉所煮成的湯，當下心痛萬分，只能日夜祈求上蒼讓女兒盡快康復。

當時為妙莊王治病用的是臂肉，太醫將剩餘的手掌拋出城外。不久，在海邊的礁石叢裡竟長出許多像手掌樣的物體來，人們把它挖來蒸了吃，味道十分鮮美。有人說那是觀音菩薩的手掌變的，故稱作「佛手」。

為什麼要喝佛手柑爽喉茶

根據《本草綱目》記載，佛手柑味略苦，入肝、脾、胃、肺經，有疏肝理氣、燥濕化痰的作用，兼具提神、振奮的作用，使頭腦清晰、止咳化痰，對於支氣管炎、喉嚨痛等都能得到不錯的舒緩及改善的效果。長期服用藥物的人，在體內可能潛藏著許多有害毒素，飲用佛手柑茶可以將體內有害毒素化成汗液，排出人體之外。

佛手柑爽喉茶的功效

1. **保護肝臟**：酒醉會造成肝臟功能的負荷，可以飲用佛手柑茶來舒緩。
2. **保持好口氣**：屬於柑橘類品種，味道香味，可以讓口臭有良好的改善。
3. **保護皮膚**：對於濕疹，皮膚潰瘍有鎮定、安定肌膚的作用。
4. **調理氣血**：女性若有生理疼痛的狀況，飲用佛手柑茶具有調理的作用。

佛手柑爽喉茶沖泡方法

材料

水	500 毫升
佛手柑薄片	3-5 片
冰糖	適量
紅茶	2 克

泡製方法

1. 先將 500 毫升的水煮沸。
2. 放入佛手柑薄片，轉至小火燜煮至米黃色。
3. 將步驟 2 之茶水加入紅茶葉，稍待片刻變色後撈起。
4. 加入適量的冰糖，拌勻即可飲用。

Point

體質陰虛的人要小心飲用。

提升自癒 07

止咳化痰

蜂蜜桔梗化痰茶

象徵永恆不變的愛的桔梗一直是治療咳嗽的最好藥方之一，對久咳不止、因氣候變化或空氣所引起的咳嗽都有很好的作用。

一般人總認為藥效越強，病也就會越快好，因此動不動就到診所或藥局買藥來吃，即使去看醫師，也會請醫師開藥效強一點的藥。這在台灣幾乎是一種根深蒂固的觀念，但卻錯得離譜。

以我自己來說，因為是中醫師，所以並不想服用太多的藥物，造成腎臟的負擔。若是輕微感冒，或是一般呼吸道的感染，看醫生當然是一個治療的方法，但如果能做到事前的預防，或許就可以減少就醫的機會，這道蜂蜜桔梗化痰茶，不但可以提神，更可以達到預防上呼吸道感染的目的。

桔梗小檔案

桔梗，又名白桔梗、苦桔梗、秋桔梗。為桔梗科桔梗屬多年生草本植物，又稱為六角，原產於中國、日本、琉球、韓國等地，自古以來，桔梗就是非常實用的藥用植物，它的地下根肥大粗長，色灰白而形如人參，可用來治療感冒、咳嗽、咽喉痛等呼吸系統的小毛病。除了藥用的功效之外，桔梗不但可做切花，也可做花壇、盆栽，而它的觀賞時間可以從花蕾期開始，當一顆顆鼓鼓脹脹的汽球花蕾，轉變成小花鐘時，十分賞心悅目。

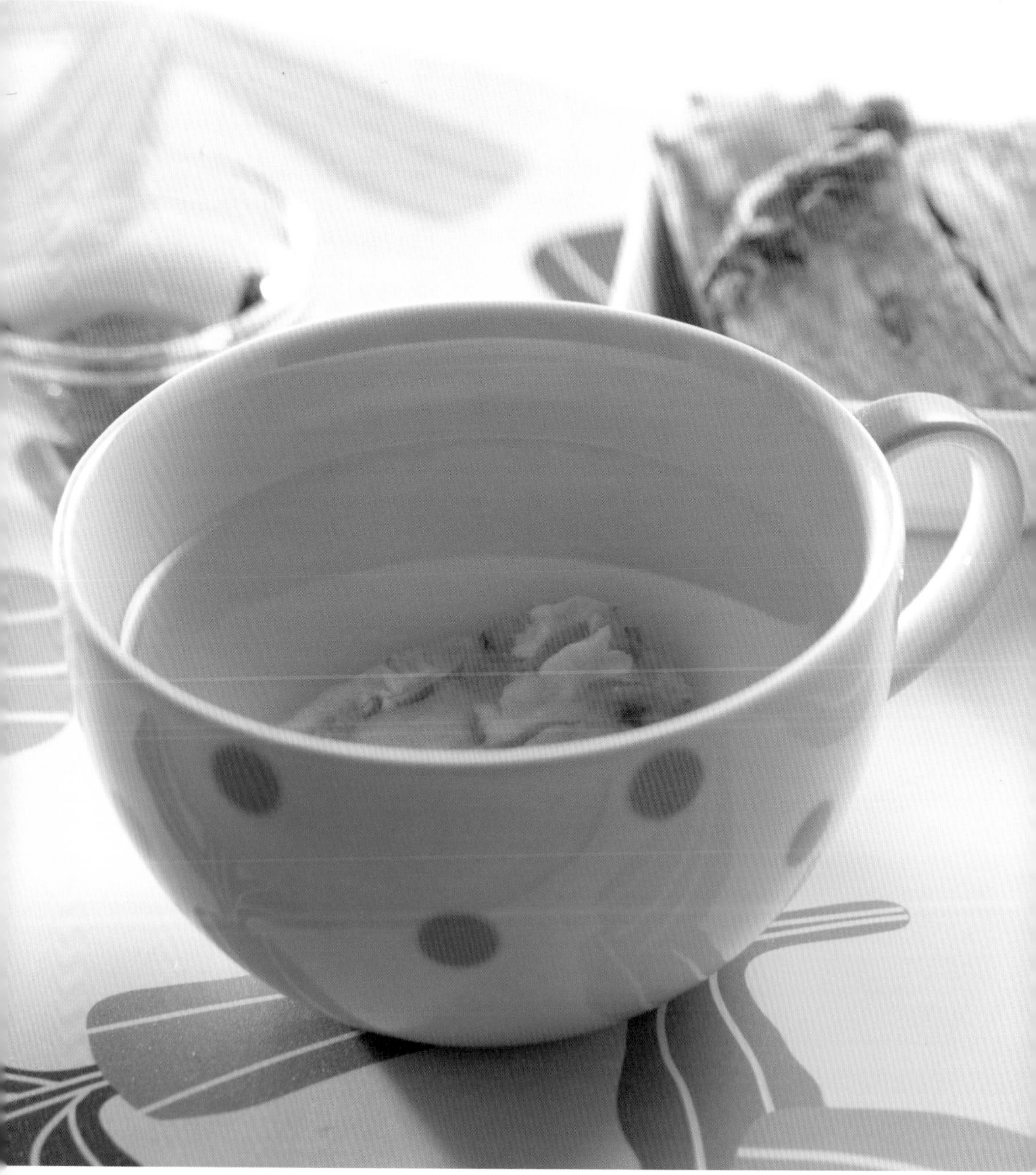

為什麼要喝蜂蜜桔梗化痰茶

當出現咳嗽痰多、胸悶、喉嚨痛啞等症狀時，可飲用蜂蜜桔梗茶，因為這道茶方有止咳、抗炎、解熱的作用，可以舒緩呼吸道的疾病。特別是在季節交替時，呼吸道的過敏原比較容易復發，平時即常常沖飲，除了保護喉嚨，還可以增加免疫力，預防惱人的呼吸道疾病。

蜂蜜桔梗化痰茶的功效

1. **治療氣喘過敏：**桔梗有宣肺化痰、排膿消腫的功效，所以治療慢性支氣管炎有一定的療效。
2. **保護喉嚨：**新鮮桔梗帶有中藥的清淡幽香，可舒緩急性扁桃腺炎等呼吸道疾病的症狀。

蜂蜜桔梗化痰茶沖泡方法

材料		泡製方法
水	500 毫升	❶ 先將 500 毫升的水煮沸。
桔梗	10 克	❷ 水煮沸後，放入桔梗。
蜂蜜	適量	❸ 浸泡約 10 分鐘後濾渣，加入適量蜂蜜拌勻即可。

Point

容易乾咳、煩躁，或有皮膚乾、口乾舌燥、咳血等症狀時，不宜飲用。

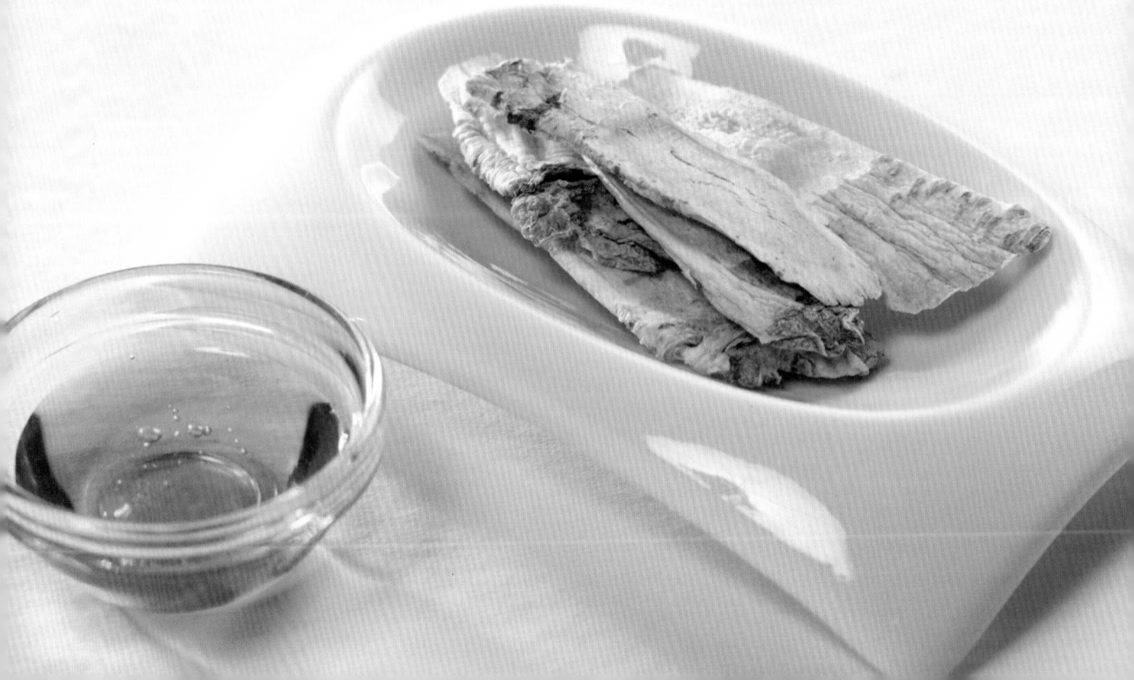

提升自癒 08

止咳化痰

杏仁甜梨潤肺茶

梨有「百果之宗」的美譽，鮮甜可口、香脆多汁，是許多人喜愛的水果，它可以幫助人體淨化器官、儲存鈣質，同時還能軟化血管，使更多的鈣質順利的送到骨骼裡。

大家應該都有過這樣的經驗——在公共場合或者坐捷運的時候，突然喉嚨發癢，然後就是一陣停不下來的咳嗽，好不容易咳完了，一抬頭，四周掃過來充滿恐怖、害怕、質疑，甚至厭惡的眼神，即使是戴著口罩，還是會覺得很不好意思。

咳嗽的原因很多，其中突發性的咳嗽，大多是因為吸入了異物，引發保護性咳嗽；而感冒引起的咳嗽或慢性、持續性的咳嗽則多為病理性的，病因可能是吸菸、哮喘、慢性支氣管炎、肺氣腫、肺結核、肺癌等。

除了容易引人側目外，咳嗽通常也不容

梨小檔案

梨係薔薇科梨屬，全世界約有 35 個原生種，分布於歐、亞及非洲等地，可分為東方梨及西洋梨兩大類。

台灣早在 1980 年便已自華南引入低海拔橫山梨品系約 17 種，交通普及後，更開始大量繁植推廣種植，目前已栽培種有橫山梨、廿世紀、新世紀、長十郎、晚三吉、棠梨等約 50 餘個品種。

梨是經濟作物，不但水分含量多，可口、味美，且藥用價值也高，《本草綱目》記載梨的果、皮均可入藥，主要功效是解熱、止咳。

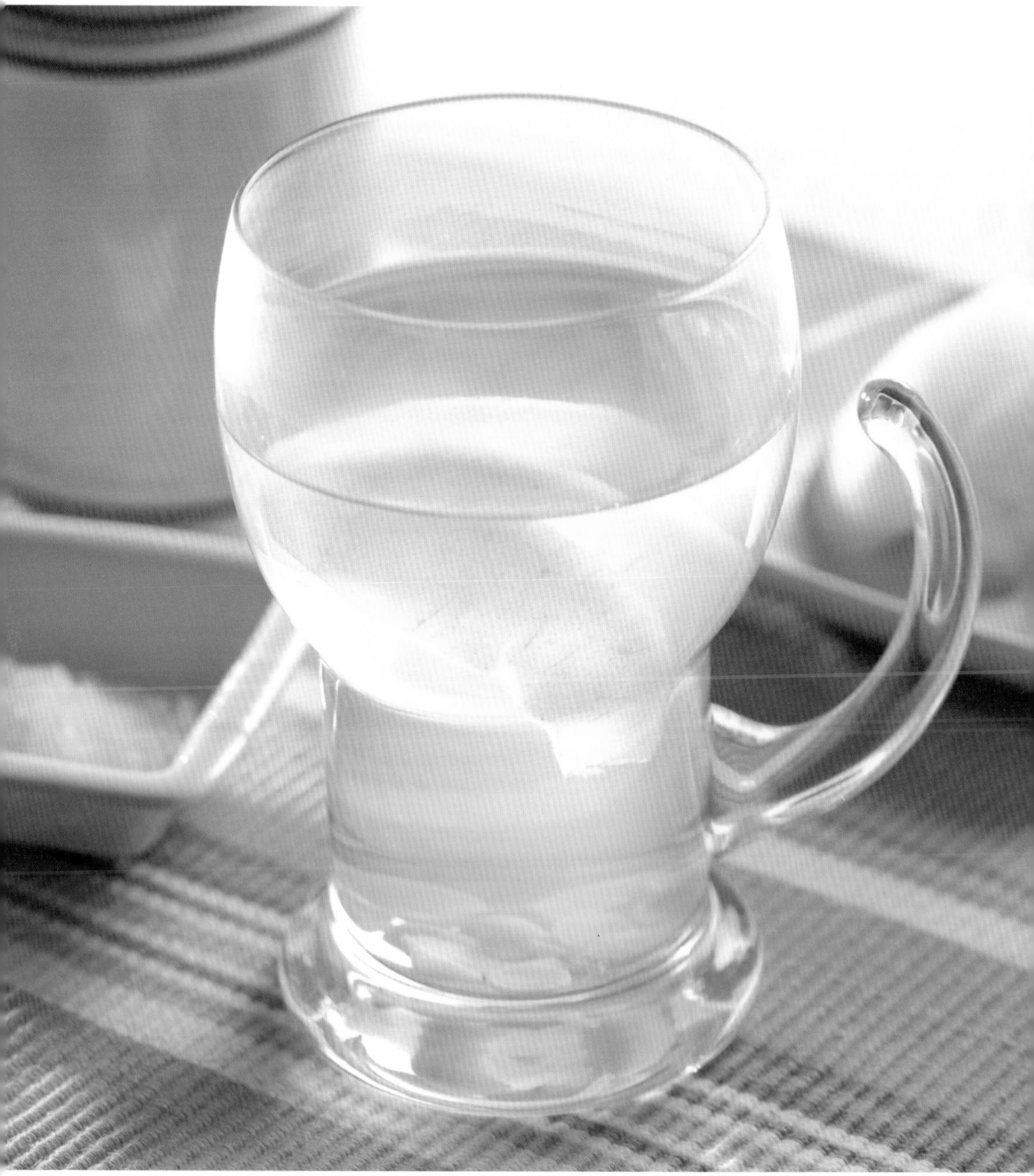

易痊癒，且極易傷害喉嚨的發聲組織，如果不想要因為咳嗽而「失聲」，平日的保養自然不能少，常飲杏梨甜梨潤肺茶，不僅潤肺止咳，更可養顏美容，效果不錯。

梨的歷史

梨是古老的作物，古代醫書稱之為百果之宗，「孔融讓梨」和「推梨讓棗」更是耳熟能詳的用語。此外，也有「尋芳尚憶瓊為樹，斸渴因知玉有漿」的〈詠梨〉佳句。傳說唐朝宰相魏徵的母親因為久咳不癒，又懼怕中藥味苦，為讓母親咳嗽早癒，魏徵便在治療咳嗽的中藥中加入梨和糖，做成梨膏糖。此方甘甜適口，終於治癒了母親的咳嗽。之後，梨膏糖不但成了民間最廣為流傳的治咳良藥，也成為食療的最好例證。

為什麼要喝杏仁甜梨潤肺茶

杏仁甜梨潤肺茶對常常需要講話的人，如業務、老師、客服等，是不可或缺的日常茶方之一。梨子性寒，因常說話而造成聲音沙啞、容易口乾的人，能夠藉由梨子的寒，緩和喉嚨過度使用所引起的燥熱。

此外，在冬天的時候，天氣比較乾燥，使得皮膚上的皮脂腺和汗腺分泌減少。因為皮膚過度乾燥，許多人便會因搔癢而感覺困擾，杏仁甜梨潤肺茶也可以改善這樣的狀況，不妨試試。

杏仁甜梨潤肺茶的功效

1. **止咳潤肺**：梨能潤肺清燥。可改善燥熱型急性氣管炎及咳嗽症狀。
2. **改善便祕症狀**：杏仁可潤燥消積，通大腸氣祕，梨則富含膳食纖維，有脹氣及便祕困擾者宜適量飲用。

3. **養顏美容：**梨可養血生肌，滋陰清熱；杏仁則富含各類維生素，改善肌膚乾敏，由內而外紅潤光澤。

杏仁甜梨潤肺茶沖泡方法

材料		泡製方法
水	500 毫升	❶ 杏仁去皮打碎，梨去核。
杏仁	10 克	❷ 一起放在 500 毫升的水中煮沸。
梨	1 個	❸ 加入適量的冰糖拌勻。
冰糖	少許	

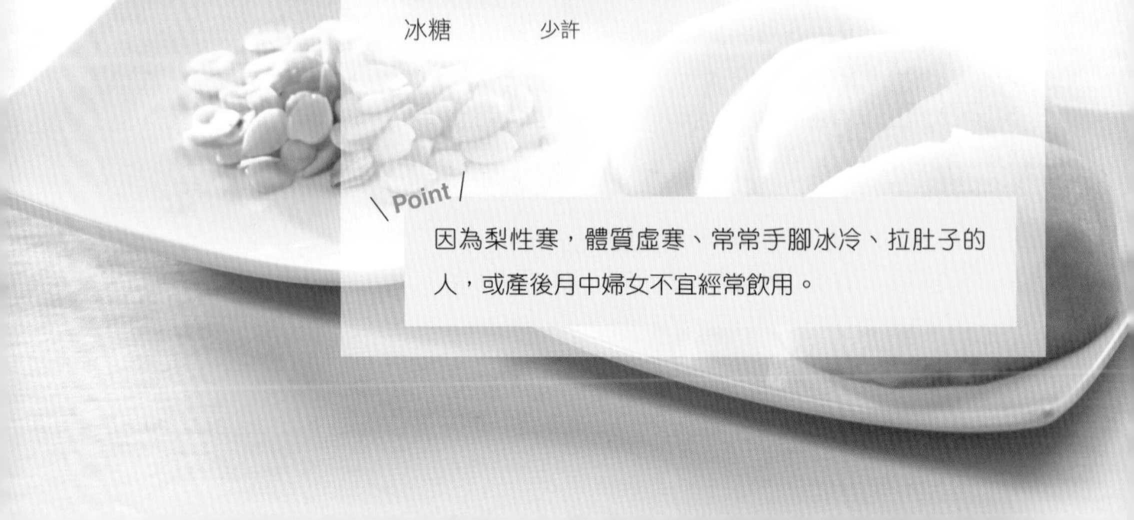

\ Point /

因為梨性寒，體質虛寒、常常手腳冰冷、拉肚子的人，或產後月中婦女不宜經常飲用。

提升自癒 09

生脈益氣茶

止咳化痰

生脈茶可以增進人體的免疫力，男女都很適合飲用，對於有經常性需要熬夜的人，特別需要飲用生脈茶保健。

氣溫明顯降低，感冒病毒也開始活躍，上呼道感染、氣喘病號也激增，急診內科人滿為患，患者普遍有咳嗽、鼻塞、頭痛及全身無力的症狀，年齡分布廣泛，許多上呼吸道感染病例常併發急性腸胃炎，吐瀉不止。此時若沒有適時補充水分、保暖，還會引發更多衍生的症狀，所以就特別需要好好保健養生。

麥冬小檔案

麥冬，闊葉麥冬，別名大麥冬。為百合科植物闊葉麥冬的塊根。多年生草本，生於山地林下，或山谷潮濕處。夏季採挖，洗淨，反覆曝曬堆置至七、八成乾，除去鬚根，乾燥。藥材以肥大、淡黃白色、半透明、質柔、嚼之有黏性者為佳。味甘、微苦，性微寒。對陰虛有熱而致的心煩失眠、胃陰不足而致的舌乾口渴，以及津液不足而致的便祕、燥邪傷肺所致的燥咳痰黏，麥冬的補陰作用效果良佳。用以治療氣陰兩虛、心悸氣短、口乾煩熱，具益氣復脈，養陰生津的功效。

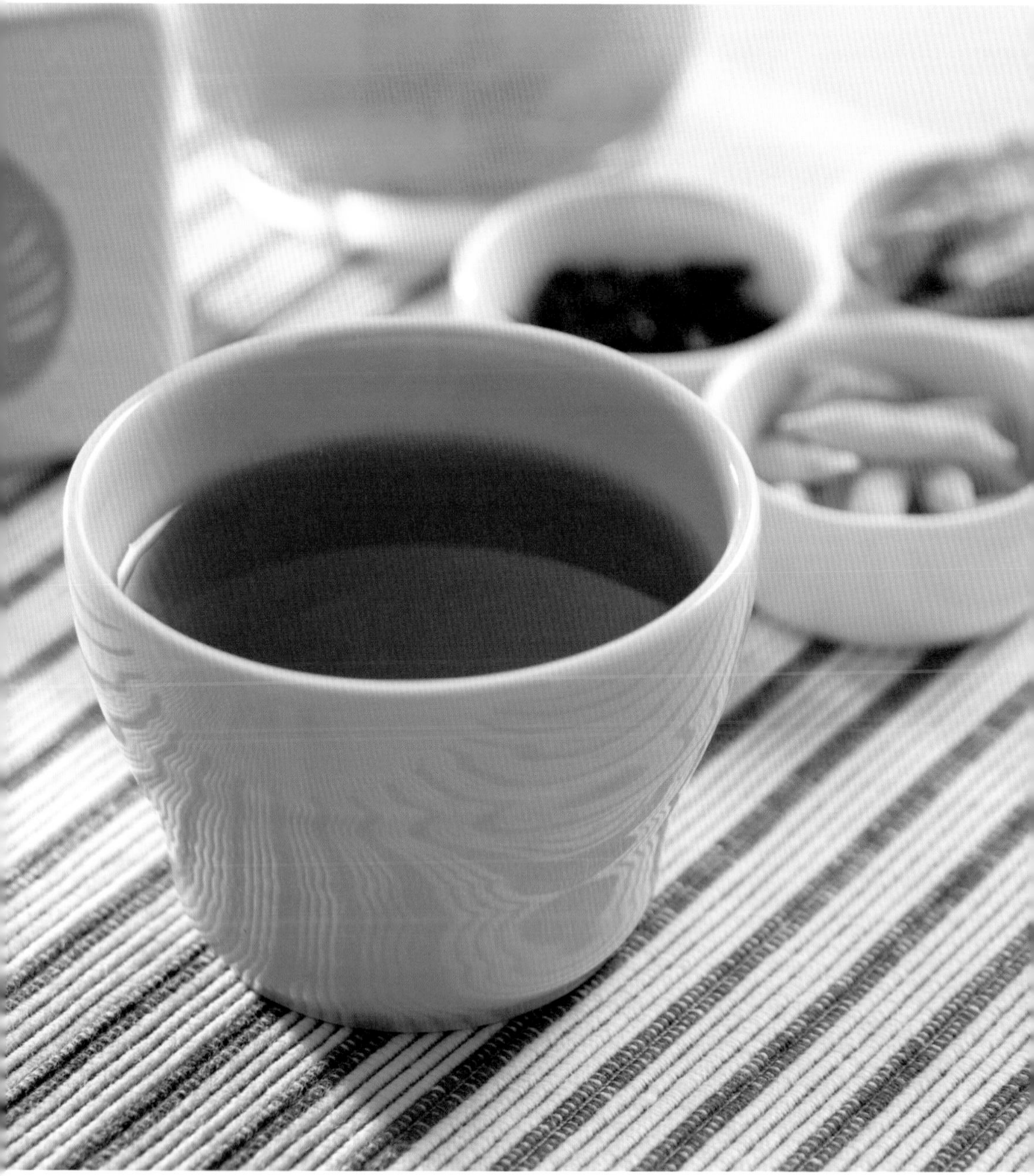

為什麼要喝生脈益氣茶

生脈益氣茶是具有降脂降糖、補氣養血且抗衰老的茶方，是男女都適合的飲品，對於經常熬夜、體力透支、容易上火者、陰虛體質又肺氣不足等症狀的人，效果都很不錯。長期飲用，對體能的提升有一定程度的幫助。

生脈益氣茶的功效

1. **改善久咳：**能斂肺滋腎，改善肺、腎循環不暢，改善久咳的困擾。
2. **提振精神：**能促進血液循環，提振精神，不易感到疲累，能提高工作效率。
3. **生津解渴：**經常會感覺到口乾舌燥的人，生脈茶能解除口乾，可以生津解渴，又可以增進身體防禦能力的好茶。

生脈益氣茶沖泡方法

材料

水	500毫升
黨參	10克
麥冬	10克
五味子	3克

泡製方法

❶ 將全部材料放入鍋中，以500毫升的水煮10分鐘。

❷ 濾渣後，即可飲用。

Point

五味子有收斂作用，當有發燒而汗不出的情況時，不宜食用。

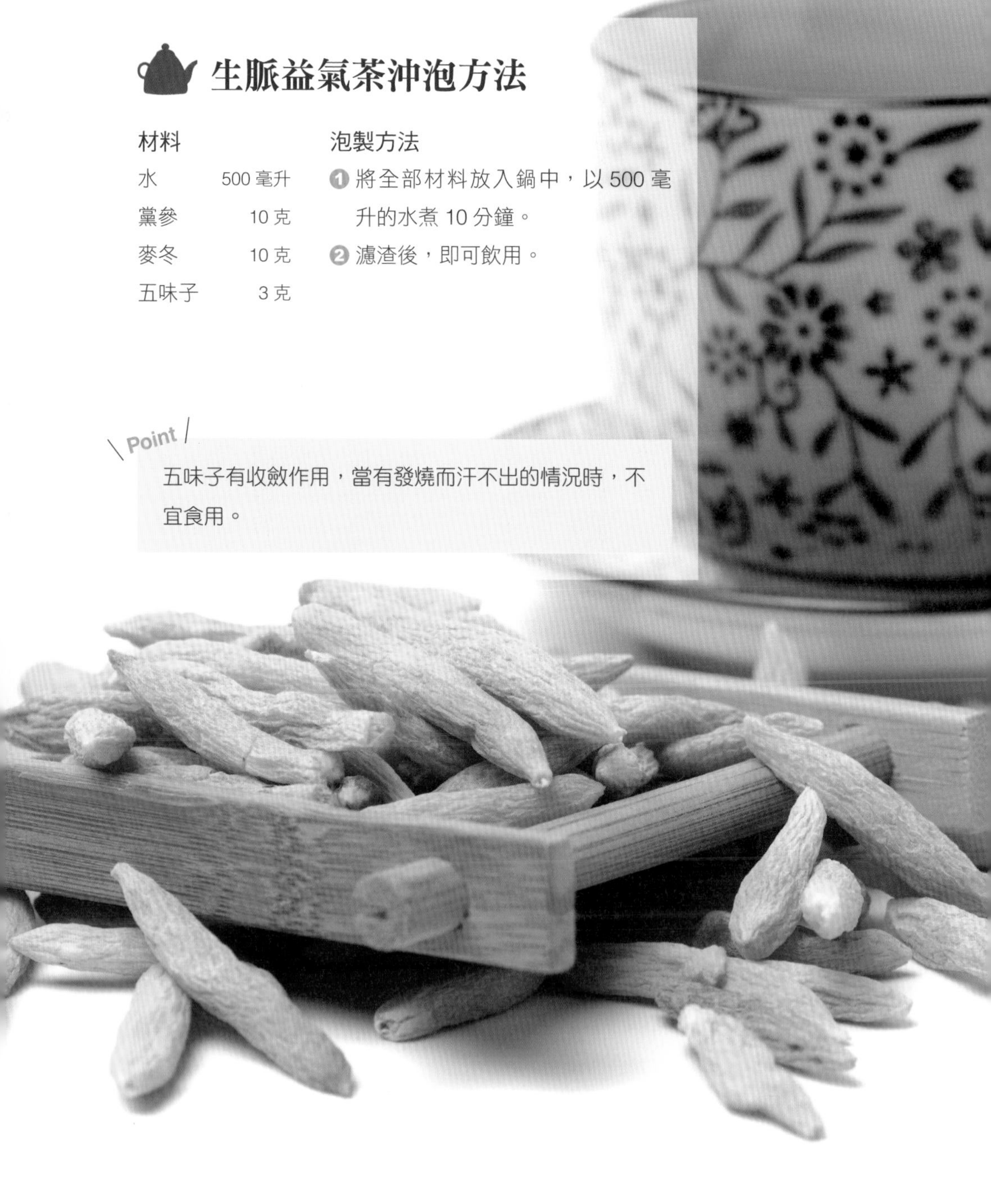

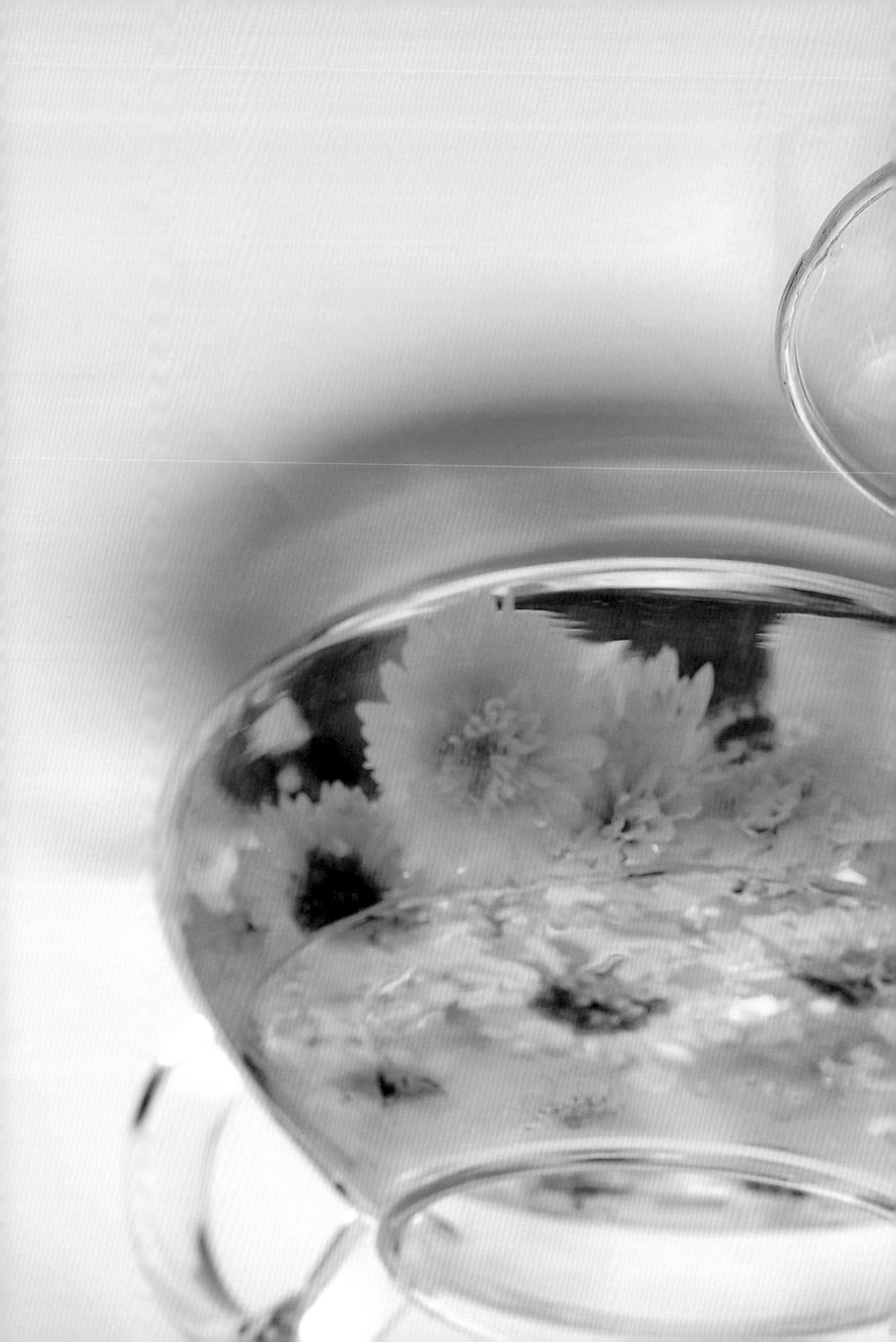

整腸健胃

現代人飲食精緻、工作忙碌，
慢性胃腸炎、便祕等消化問題，就容易找上門。
這些茶方能去油助消化、解決宿食不消及腹脹困擾，
每天一杯，徹底清除體內有害毒素，
胃腸好，人自然不老！

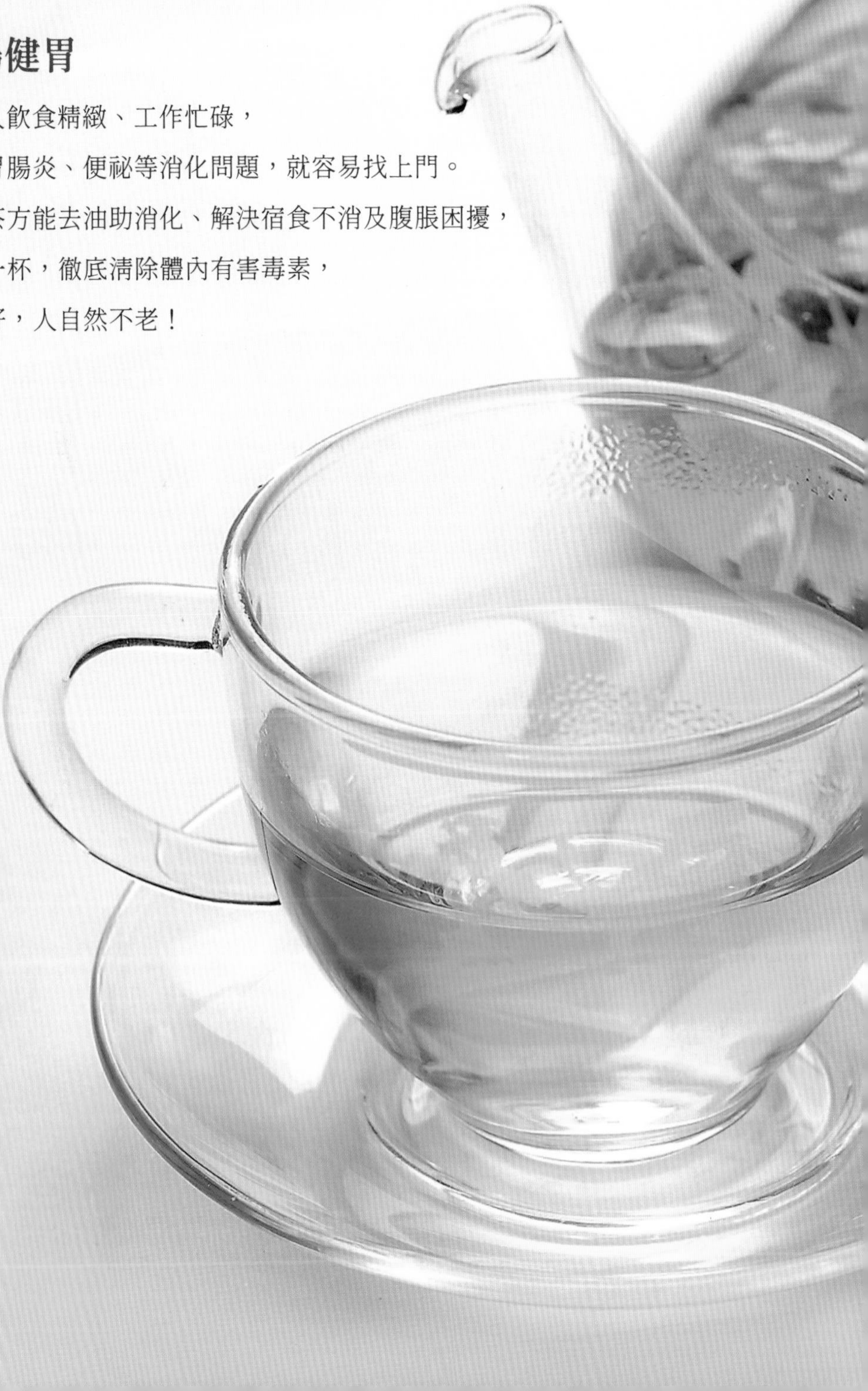

整腸健胃 01

枳朮健胃湯

慢性胃腸炎

便祕是一件很痛苦的事，但卻常發生在上班族的身上，與其用通便的工具，不如用最天然的方法——喝枳朮健胃湯來得有效。

很多人都有過類似的經驗：工作一忙，就忘了上廁所，等到有時間，便意卻已完全消失，久而久之，排便變得十分不順暢，再加上作息不正常、用餐時間不規律，又不愛喝水，就形成了便祕。

要如何解決便祕的困擾呢？很多醫生都會建議從飲食和作息去著手，除了生活規律、多吃蔬果，也可飲用枳朮健胃湯，消食排宿便。

枳實小檔案

枳實，中國原產係屬芸香科落葉喬木，植物酸橙或甜橙之幼果，多生籬間，芳香而苦，為健胃劑。無毒，味苦，微辛。酸橙果皮含揮發油、黃酮苷（主要為橙皮苷、新橙皮苷、柚皮苷、野漆樹苷及忍冬苷等）、N- 甲基酪胺、對羥福林、去甲腎上腺素、色胺諾林等。

另外，枳實亦富含脂肪、蛋白質、碳水化合物、胡蘿蔔素、核黃素、鈣、磷、鐵等，藥用價值很高，是相當常見藥方。

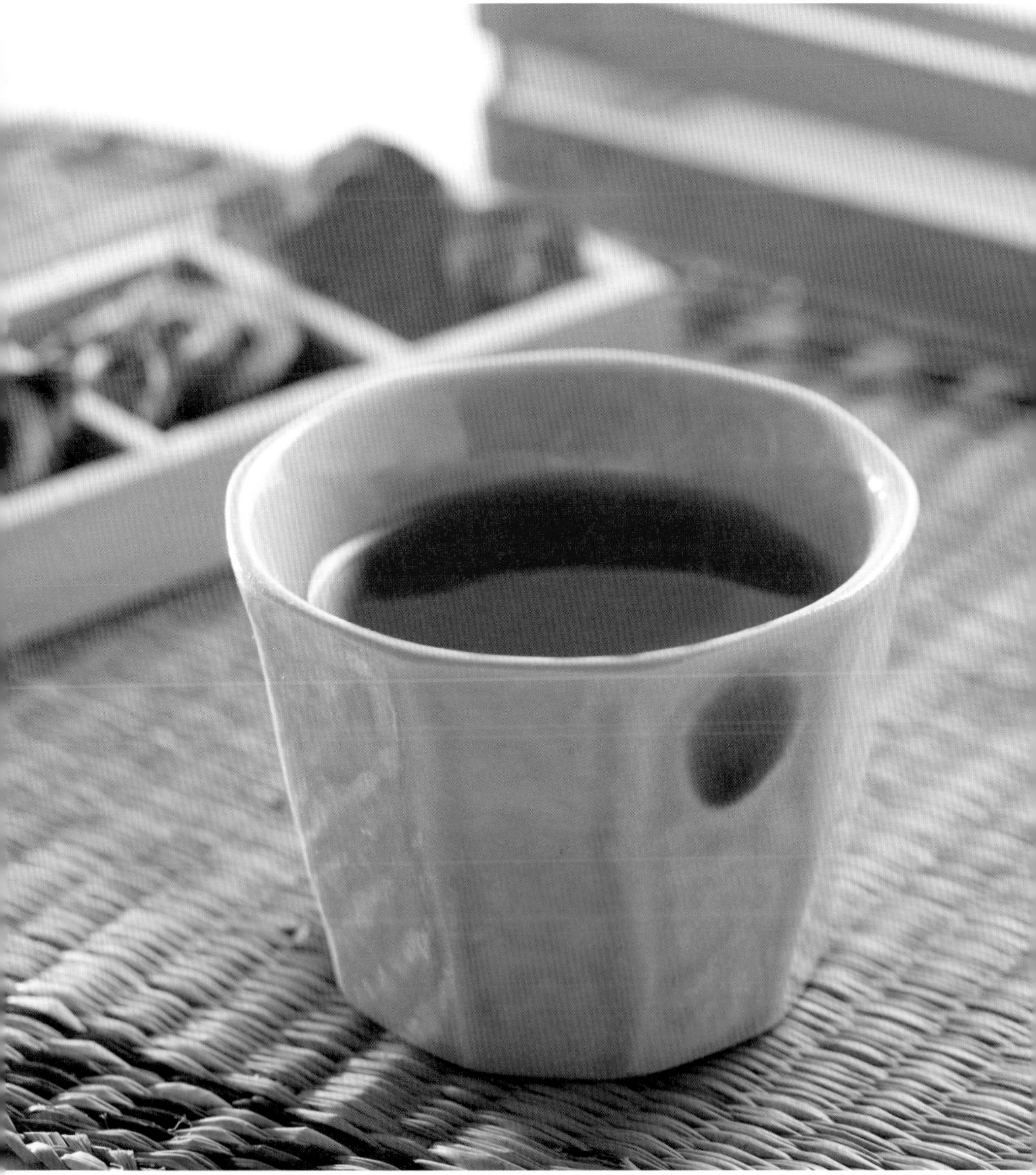

為什麼要喝枳朮健胃湯

枳朮健胃湯適合經常熬夜、精神不濟、疲累者飲用，不但可以使肝功能暢通，對於腸胃不好、容易便祕的人，也有改善的作用。

枳朮健胃湯的功效

1. **治療胃病：**枳朮健胃湯可治慢性胃病、十二指腸潰瘍、胃下垂、便祕等消化道功能疾病。
2. **保持好口氣：**容易口乾的人，常常飲用，可以減少口乾又可以預防口臭。

枳朮健胃湯的製作方法

材料		製作方法
水	500 毫升	❶ 先將水煮沸。
白朮	6 克	❷ 放入白朮、枳實。
枳實	6 克	❸ 煮滾後浸泡約 5 至 10 分鐘，變色後即可飲用。

Point

腸胃功能較弱，容易腹瀉的人不適合飲用。

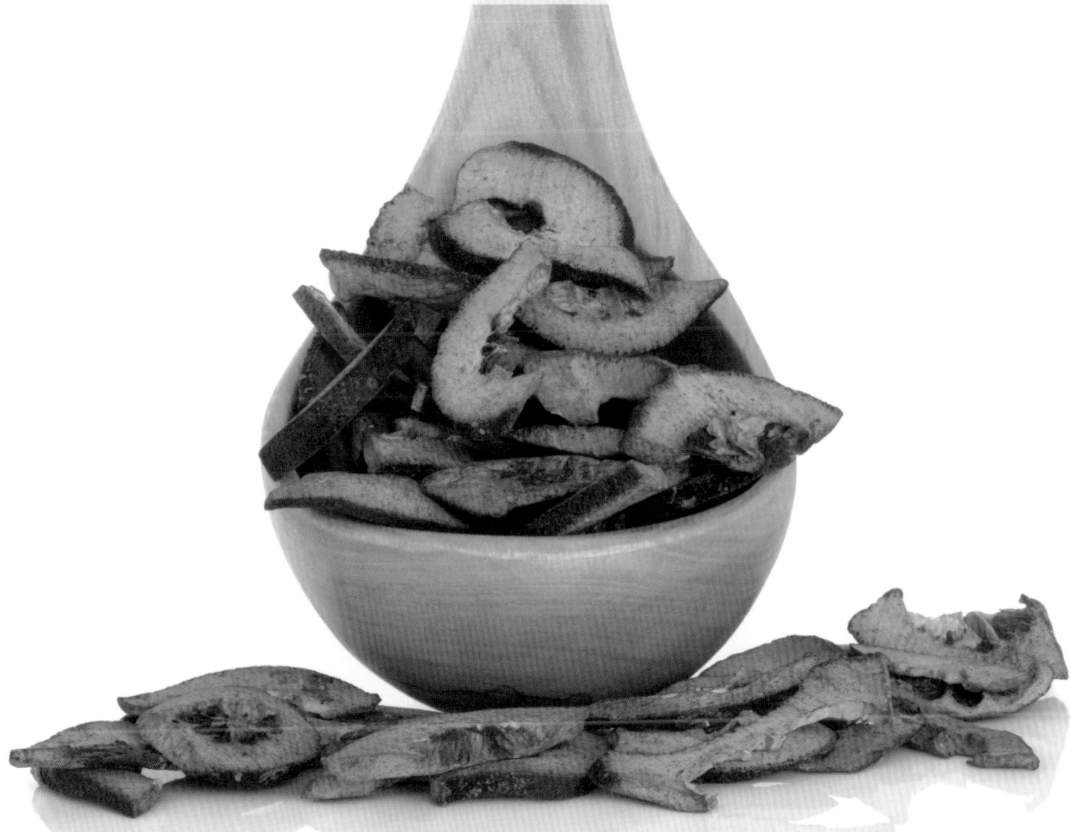

整腸健胃 02

慢性胃腸炎

蜜香甜藕汁

蓮藕可以生吃也可入菜，藥用價值高，用蓮藕製成粉，能預防內出血，是體弱多病者上好的流質食品和滋補祕方。

蓮藕是四季均宜的滋補聖品，維生素B、維生素C、鉀、鐵、單寧酸及多糖等營養物質，能養氣補血、提升免疫力，膳食纖維則可促進胃腸蠕動，養胃止瀉，消解宿便。

蓮藕食用方法多，生藕性甘寒，可清熱散淤，熟藕則性溫，可補氣養血。蓮藕磨粉沖服可治慢性腸胃炎，藕汁則能軟化血管，疏通積塞於血管的脂物質，預防血管堵塞病變，降低中風之風險，對於缺鐵性貧血及高血壓患者，也有極佳的療效。

蓮藕小檔案

蓮藕是多年生，水生草本植物睡蓮科。蓮的肥大地下根莖生長於池塘或者湖澤的污泥裡，一年四季都可收成。一棵蓮分成蓮葉、蓮花、蓮子、蓮藕、蓮鬚和蓮子芯，各有醫藥價值。蓮藕有木藕與水藕之分。木藕色重，皮和肉均近土色；味粗，生食如同嚼木渣一般；絲多，掰斷後藕絲綿綿不絕。水藕色淺，皮略帶土色，肉潔白；絲少，且韌性差，絲拉不長；肉脆、嫩而水多。

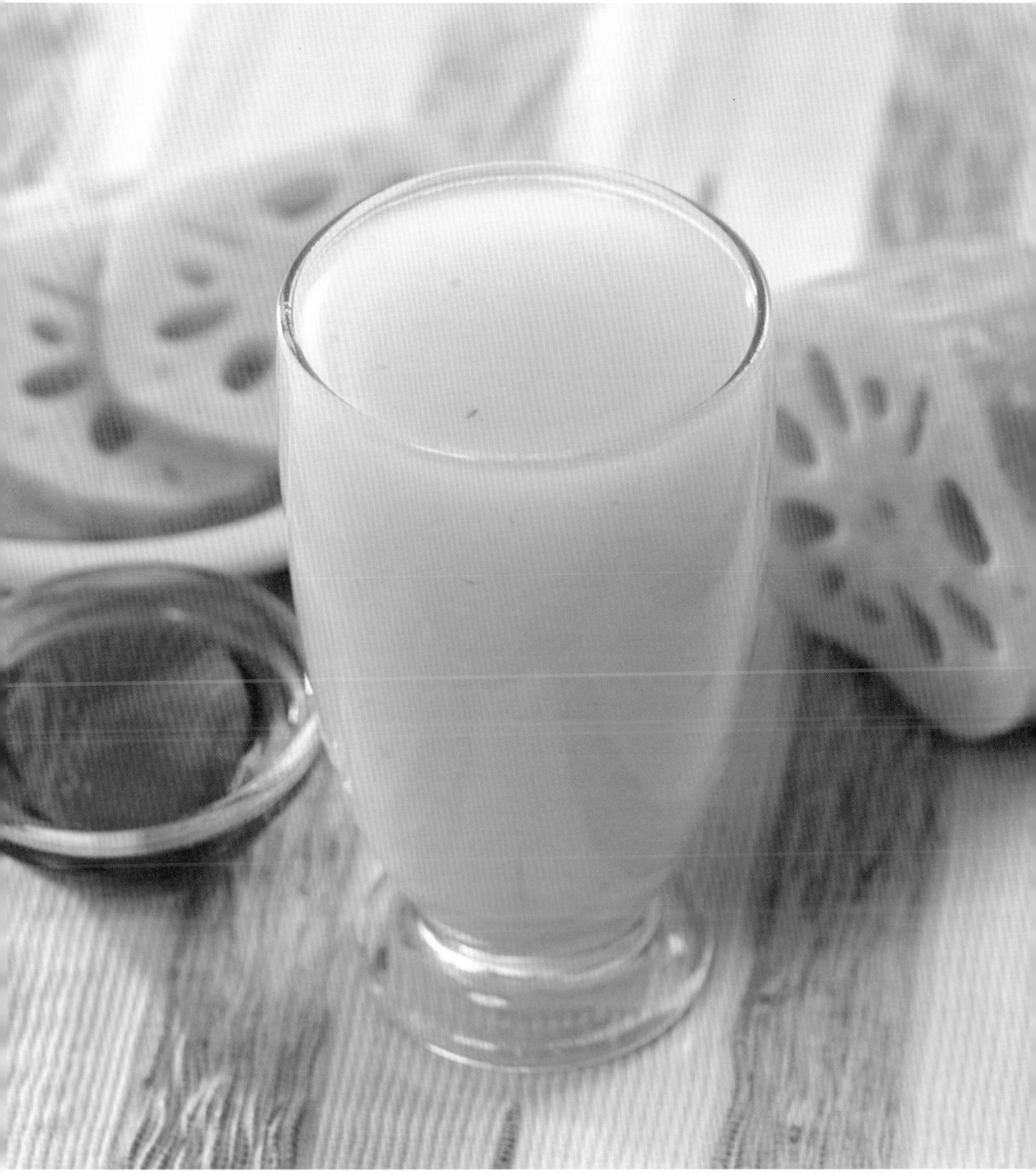

蓮藕的歷史

蓮藕在中國大部分地區有種植生產，主要產區是湖南、福建、浙江等地。北方人吃麵食，南方人吃米食，甜藕或稱糯米藕，為西湖名產，北方人則稱江南所產糯米為江米，有所謂江米小棗粽、江米藕等名稱，即由此而來。甜藕由名稱可知，為甜點再加入桂花醬，所以浙江人會在盛夏吃糖醋藕片，到了秋季，蓮藕由鮮嫩轉為粉糯，做糯米藕淋上現做桂花醬，真是人間美味。

為什麼要喝蜜香甜藕汁

蓮藕內含有豐富澱粉、蛋白質、維他命C、天門冬素、焦性兒茶酚及過氧化物等物質。中國在幾千年前，早已有醫藥價值記載，是一種具有很高營養價值的食材，能補中益氣、健脾補腎、祛瘀血生新血功用，促進人體血液循環，女性喝蜜香甜藕汁，可達到舒緩經痛的效果。

蜜香甜藕汁的功效

1. **舒緩感冒、腸胃不適**：當身體不適、氣色不佳時，可以喝蜜香甜藕汁，是傷風感冒或腸胃炎的輔助食療品。
2. **調理氣血循環**：女性生理期間，常會有腹悶、疼痛的困擾，飲用蜜香甜藕汁可舒緩此情形。

蜜香甜藕汁的製作方法

材料

水	500 毫升
白蓮藕	5 片
蜂蜜	少許

製作方法

1. 白蓮藕洗淨去皮。
2. 將水及白藕片放入調理機內攪碎。
3. 倒入空杯，加入適量蜂蜜，並加水拌勻即可。

Point

腸胃較寒的人，不宜多吃生藕或多飲用。

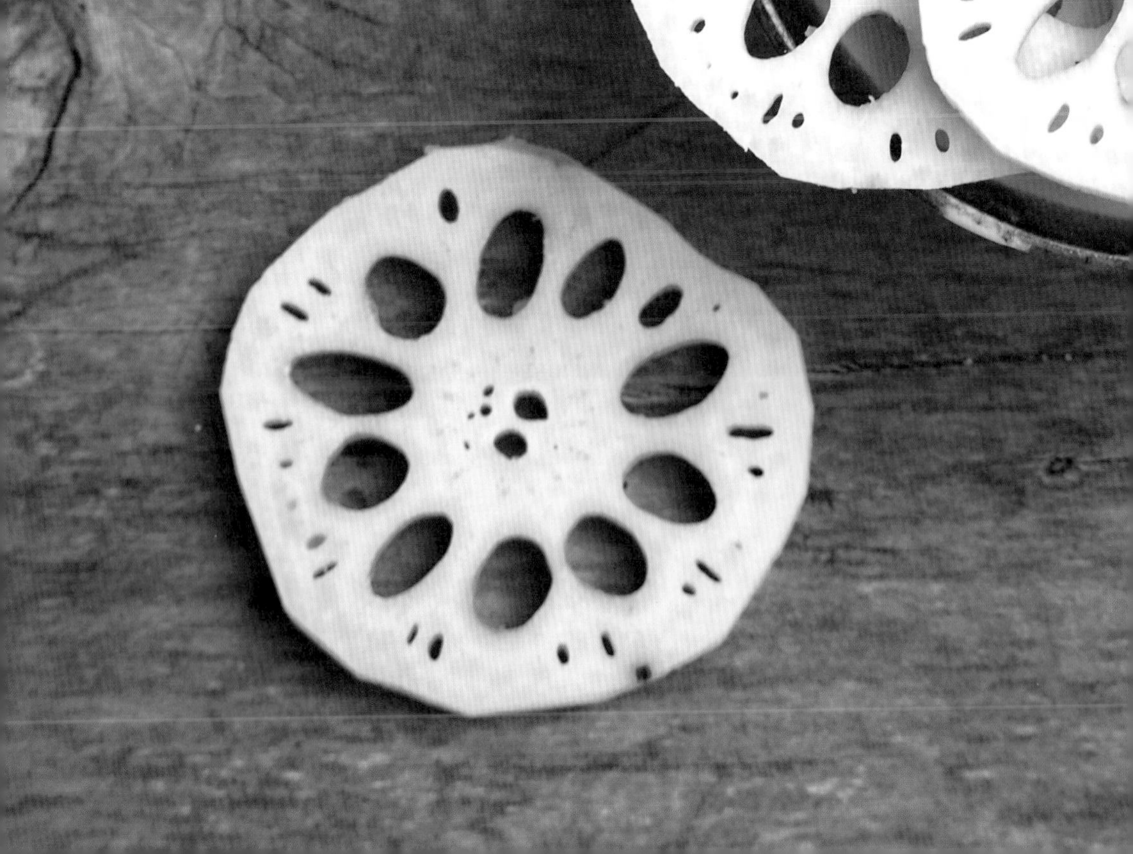

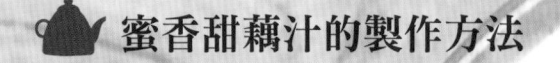

整腸健胃 03

去油助消化

麥芽山楂消滯飲

夏天不想喝熱的，那就把泡好的麥茶放進冰箱，冰涼的麥茶是很好的解暑飲料。但要特別注意的是，冰的麥茶不要多喝，因為它調理腸胃的功能很強，除非便祕，否則很有可能拉肚子。

日本人喜歡飲用麥茶，可預防癌症、腦中風、心肌梗塞、糖尿病等。麥茶也有去油解膩的功效，對於降體脂有一定的幫助。

麥芽的歷史

麥茶在中國，尤其是盛產大麥的中國北方並不稀奇，可說是就地取材而誕生的飲品。青海東部農業區，大麥是農地裡唯一盛產的農作物，取其催芽炒熟，將之壓碾成麥渣後熬成麥茶，茶湯呈現黑褐色，有類似咖啡的清香。

麥芽小檔案

麥芽是由禾本科植物大麥的成熟果實經發芽乾燥而成。將大麥洗淨、浸泡 4 ～ 6 小時後，撈出，保持適宜溫、濕度，待幼芽長至約 0.5cm 時，曬乾或低溫乾燥。生用、炒黃或炒焦用。

麥芽含澱粉酶、轉化糖酶、蛋白質、蛋白分解酶、維生素 B、卵磷脂、麥芽糖、葡萄糖等成分，有滋養補益作用。

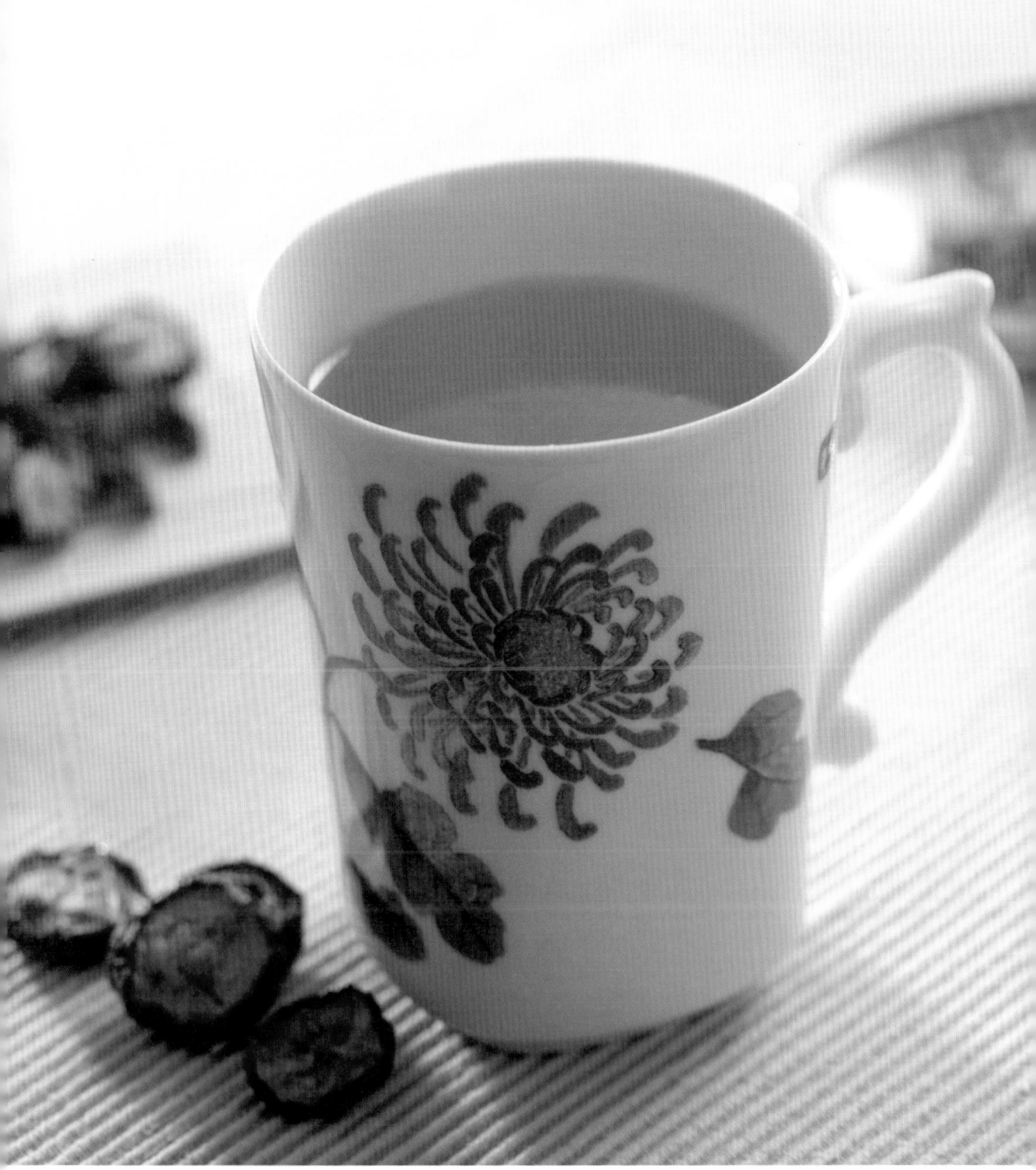

為什麼要喝麥芽山楂消滯飲

麥芽可以治消化不良，食欲不振，有消滯開胃的功效。麥茶不含咖啡因，口感清爽消暑解渴。常飲可健脾、排毒、消脂、降血壓及膽固醇，有助寧神安睡，舒緩神經緊張和情緒抑鬱。另外，麥茶含有抑制癌變的特定物質，對癌症有一定的預防作用。

麥芽山楂消滯飲的功效

1. **調降血壓**：大麥芽內含有一種槲皮素，是降壓藥物成分之一，所以飲用麥芽山楂消滯飲具有降血壓的功效。此外，大麥芽內的GABA成分，能提高腎臟的運作效能，排出多餘鹽分，並降低三酸甘油脂及膽固醇含量。
2. **幫助消化**：麥芽山楂消滯飲能保護腸胃道黏膜以增加胃酸分泌，幫助消化及解除油膩的作用，故適於三餐飯後飲用。
3. **美顏抗氧化**：麥芽山楂消滯飲茶具有強抗氧成分，可預防癌症、延緩老化，並改善皮膚粗糙及受損問題。

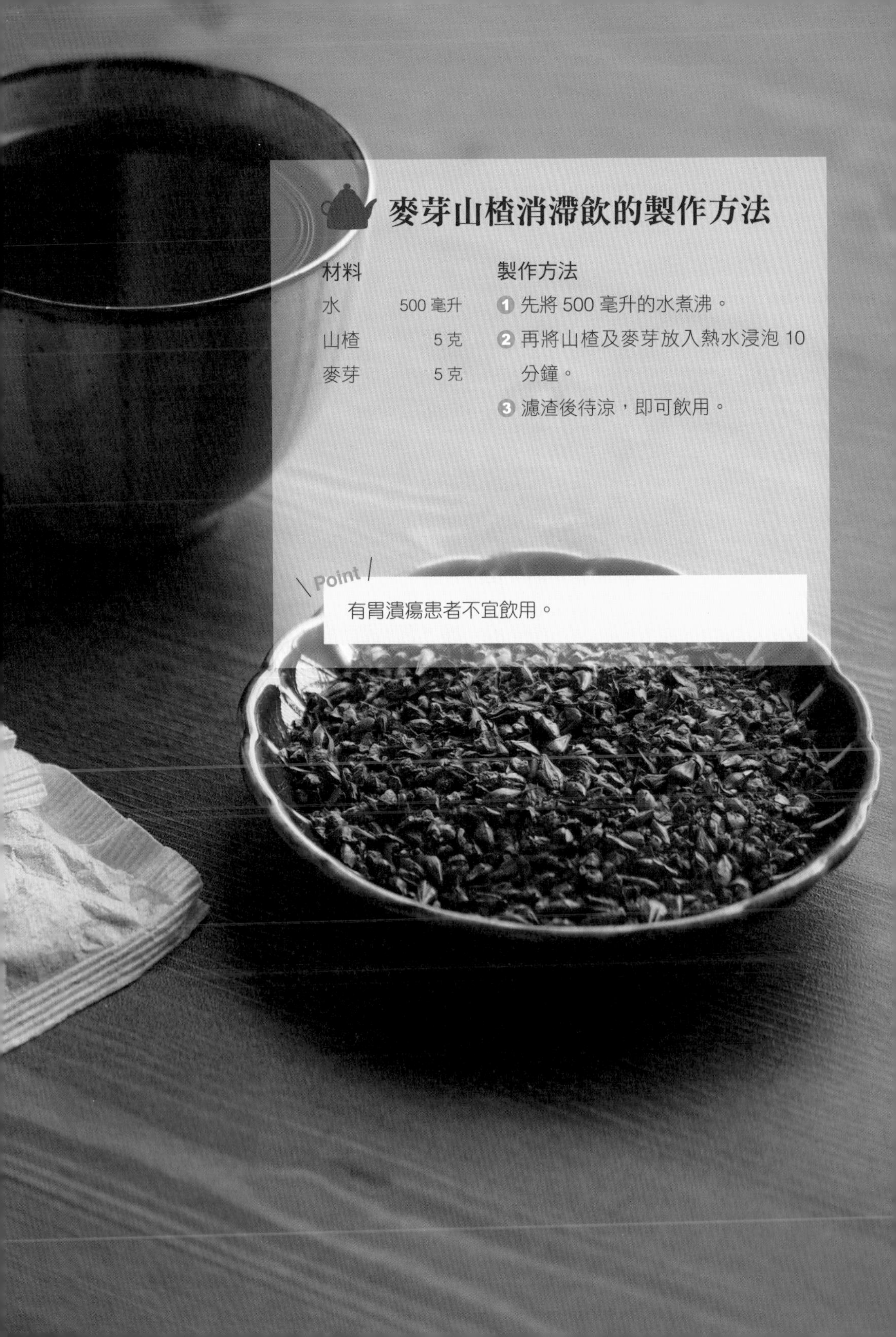

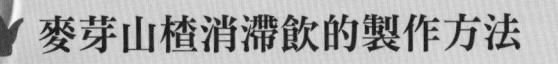

麥芽山楂消滯飲的製作方法

材料

水	500 毫升
山楂	5 克
麥芽	5 克

製作方法

1. 先將 500 毫升的水煮沸。
2. 再將山楂及麥芽放入熱水浸泡 10 分鐘。
3. 濾渣後待涼，即可飲用。

Point

有胃潰瘍患者不宜飲用。

整腸健胃 04

化濕行氣平胃湯

去油助消化

顧名思義，平胃湯的主要功能就是針對胃，它能祛濕而不傷脾胃，使胃能夠得到調養而舒緩，不致產生病變。

冬季是進補的時節，然而每次大魚大肉後，有些腸胃比較不好的人，就容易有腹脹不適的感覺。如果有這種情況，我會建議含幾片陳皮，不但可以消除油膩，還可以緩和胃酸過多，減少不適發生。平胃湯內含陳皮、蒼朮、甘草、厚朴等藥材，在中醫食療具有整腸健胃的效果，所以在冬季進補後，不妨喝個平胃湯舒緩一下腸胃。

陳皮小檔案

陳皮，就是我們平時吃的橘子皮，放置時間越久藥效越強。中醫認為陳皮味性苦、性溫，有溫胃散寒、理氣健脾的功效，適合胃部脹滿、消化不良、食欲不振、咳嗽多痰等症狀的人食用。陳皮中含有大量揮發油、橙皮苷等成分，它所含的揮發油對胃腸道有溫和刺激作用，可促進消化液的分泌，排除腸道內積氣，增加食欲。

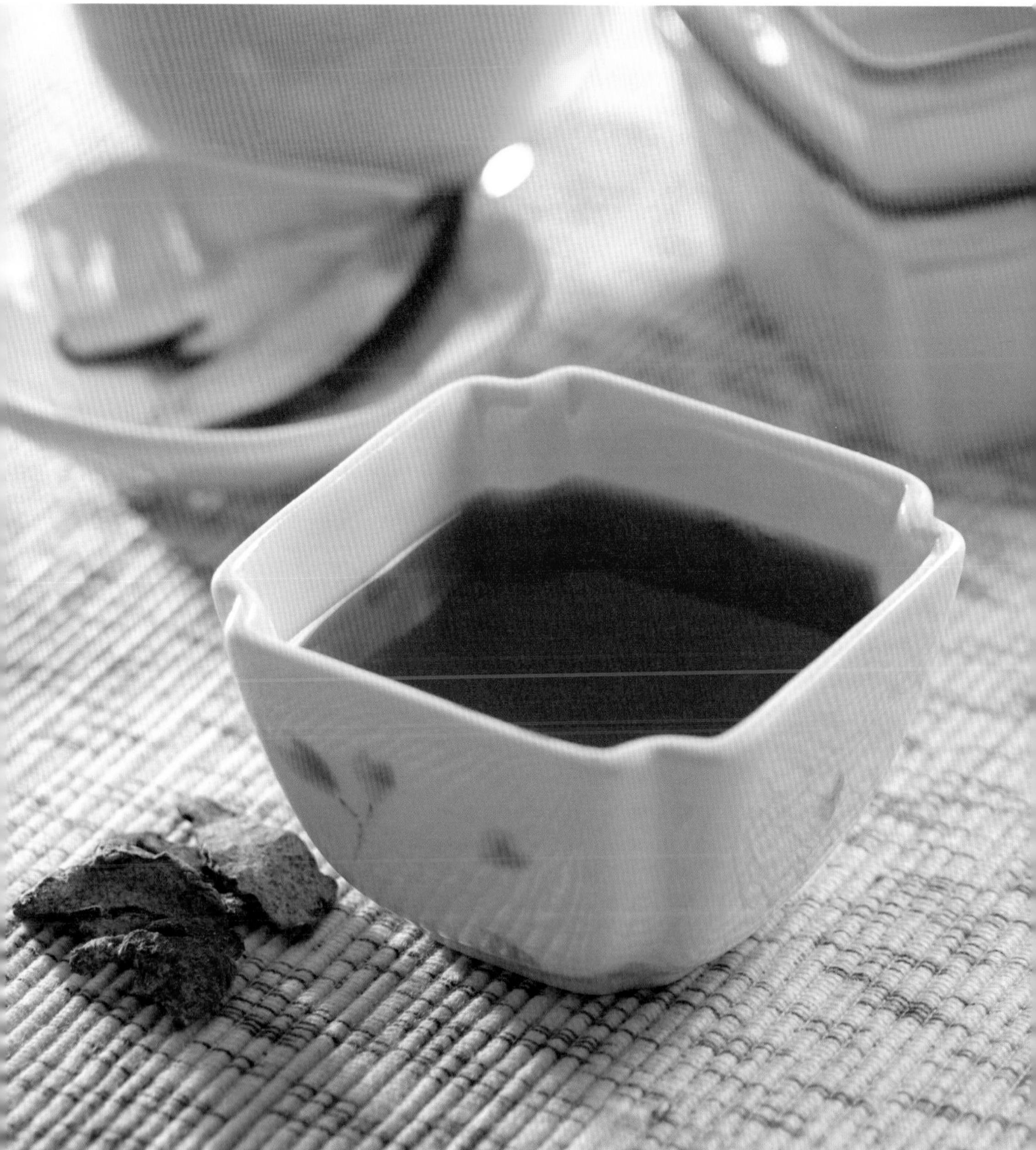

陳皮的歷史

種柑取皮之歷史起源於宋代，距今已有七百多年的歷史。《元大德南海志》是元代記載廣東州府（包括新會）的地方志，卷七《物產》記載有「柑子」條，但未見「陳皮」或「柑皮」的描述，可知新會陳皮當時名氣不響，更未成規模。至明清兩代，得益於葵業帶動，陳皮業聲譽鵲起。新會商人利用運銷葵製品（如洛神）之便，將陳皮大批銷往外地，才開始名聲遠播。

為什麼要喝化濕行氣平胃湯

化濕行氣平胃湯可調理氣血循環，脹氣、腸胃不適，或生理期腹悶疼痛者，都可以得到很好的舒緩。此外，容易喉嚨痛或咳嗽的人，多喝此茶方也具有很好的保健效果。

化濕行氣平胃湯的功效

1. **消食健胃**：平胃湯內含有陳皮，其含揮發油對胃腸道有溫和的刺激作用，可促進消化液的分泌，排除腸管內積氣。
2. **保護呼吸系統**：可以改善喉嚨積痰、久咳不癒，具有很好的食療效果。陳皮所含的揮發油可支氣管微幅擴張，以止咳化痰。
3. **理氣祛濕**：可以倉朮及厚朴均可行氣利濕，改善肢體沉重、不思飲食之情形。

化濕行氣平胃湯的製作方法

材料

水	500 毫升
蒼朮	4 克
甘草	1 克
陳皮	3 克
厚朴	3 克

製作方法

1. 先將水煮沸。
2. 將材料放置鍋內，可依喜好另加入生薑。
3. 小火燜煮約 10 分鐘即可。

Point

元氣較弱，腸胃未有積滯者，宜少用；妊娠慎用。

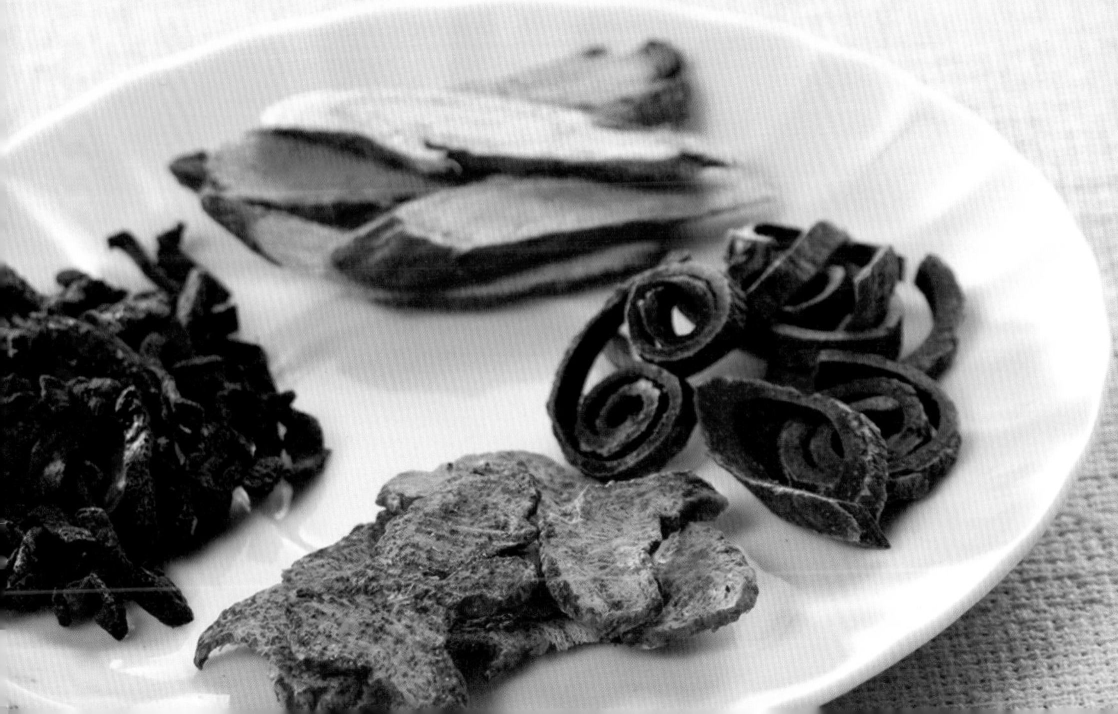

整腸健胃 05

烏梅大棗生津飲

去油助消化

此飲方不含茶及咖啡因，酸甘消暑，不僅可消除飽食不適，烏梅的鹼性物質更可中和血液酸性。

在中醫觀點，烏梅是一味很特別的藥材，不但可以提神、助消化，還可以止吐、化痰，甚至能中和體內的酸性，消除疲勞。烏梅酸甘，不忌酸者，其實可以經常食用。怕酸的人，也可以試試此茶方，對消除腹脹、腹痛有很好的療效。

烏梅的歷史

早在明朝李時珍所著《本草綱目》中就有提及烏梅的療效。中國民間流傳的烏梅，被當作是驅蟲、止咳、解熱、化痰、治下痢、止吐的特效藥。且在十九世紀中，淺田

烏梅小檔案

烏梅為薔薇科落葉小喬木植物梅的花蕾，入藥分白梅花、紅梅花2種。5月立夏前後採收，低溫焙至果肉呈黃褐色，再悶至黑色，此為烏梅；青者鹽醃曝乾為白梅。烏梅的神奇之處在於富含特殊成分，如兒茶酸、檸檬酸和鈣、鈉、磷等礦物質。中醫認為梅子具有生津、止渴、斂肺之效，可治虛熱煩渴、肺虛久咳、嘔吐、久痢、血便、血尿、蛔蟲腹痛、腹脹、酒醉等功效。

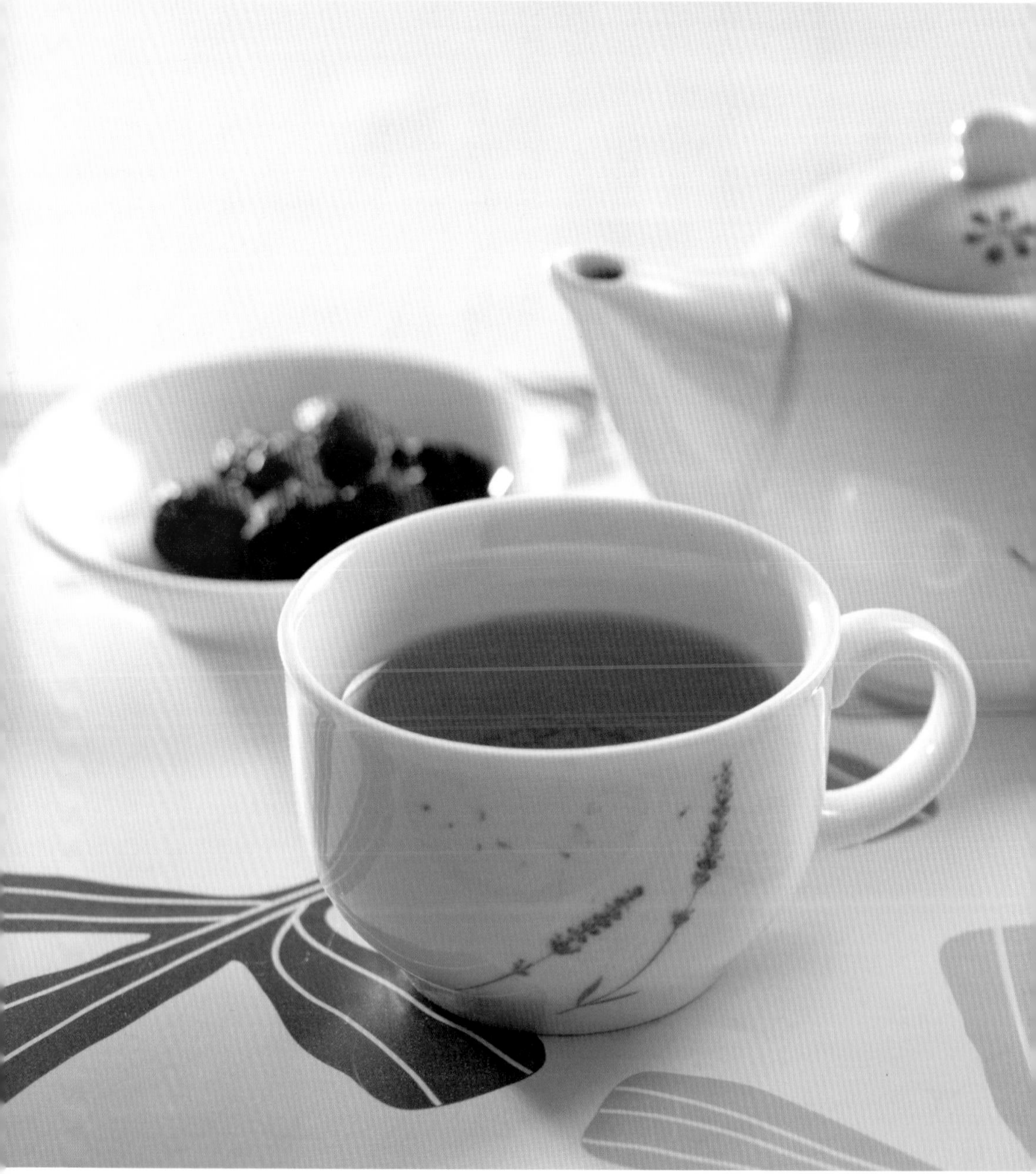

宗伯的《古方藥議》一書裡，談到烏梅的效用：「烏梅味酸，能治下痢，能止渴、去痰、退熱。」日本人常在便當中放入一顆烏梅，除了可延緩食物腐敗，還可刺激食欲，幫助消化。

為什麼要喝烏梅大棗生津飲

烏梅性質溫和，味道酸澀，具有促進新陳代謝、排除體內廢物、清熱解毒的效果。若是感冒沒食欲的人，或因為感冒而引起嘴巴乾、口渴現象的人，適當飲用可以得到很好的改善。此外，這道飲方對於醒酒及除口臭更有神奇的速效。

烏梅大棗生津飲的功效

1. **生津解渴**：烏梅味道酸澀，具有清熱解毒、止渴的功效，可改善口乾舌燥。
2. **預防感冒**：如果感覺有頭痛徵兆，尚未出現咽乾喉痛，鼻涕及黃痰等症狀的人，馬上飲用，可以得到舒緩的效果。
3. **消除疲勞**：烏梅酸味可刺激神經，迅速中和體內的酸性，消除倦怠，在短時間內補充身體所需要的能量。

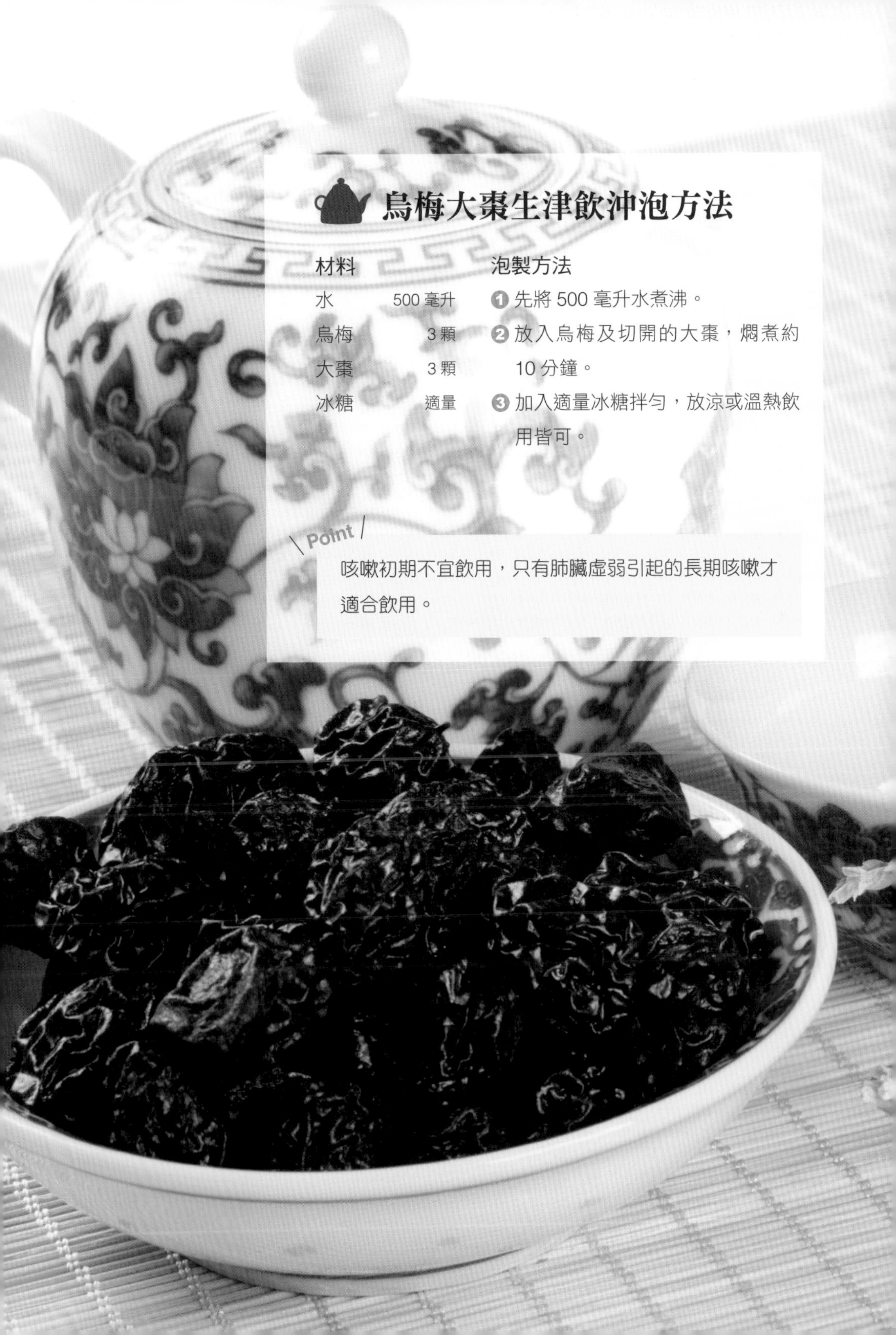

烏梅大棗生津飲沖泡方法

材料

水	500 毫升
烏梅	3 顆
大棗	3 顆
冰糖	適量

泡製方法

1. 先將 500 毫升水煮沸。
2. 放入烏梅及切開的大棗，燜煮約 10 分鐘。
3. 加入適量冰糖拌勻，放涼或溫熱飲用皆可。

Point

咳嗽初期不宜飲用，只有肺臟虛弱引起的長期咳嗽才適合飲用。

整腸健胃 06

去油助消化

香檸奇異果油切飲

檸檬酸爽、奇異果解膩，是大餐後甩開油脂的好幫手。

現代人飲食較為油膩，各種油切飲料一時間蔚為風潮；這種飲料標榜可將吃進去的油給「切」掉，廣受愛美的女性及希望能同時兼顧美食和身材的人歡迎。

因為這些所謂的「油切」並不能確實將油「切掉」，想要真的去油膩，最單純的茶反而最有效果。然而，有些人並不習慣喝單純的茶，這時，自製一杯香檸奇異果油切飲就是個不錯的選項。不但可以去油解膩，還可同時補充維生素C，果香濃郁，酸甜口感擄獲許多人的心。

檸檬小檔案

檸檬樹，原產於亞洲印度，多年生常綠性灌木，高約2～3公尺，據說是由哥倫布帶入美國當成野生植物種植，後來傳到了日本重新培植成口味清新的綠色檸檬，進而成為生活中不可或缺的食材。

烤魚時，只要滴些檸檬汁，便可以消除魚腥，特別開胃；果皮可以驅風寒、保健胃部；葉子可治療便祕及風濕病等，效用廣泛。

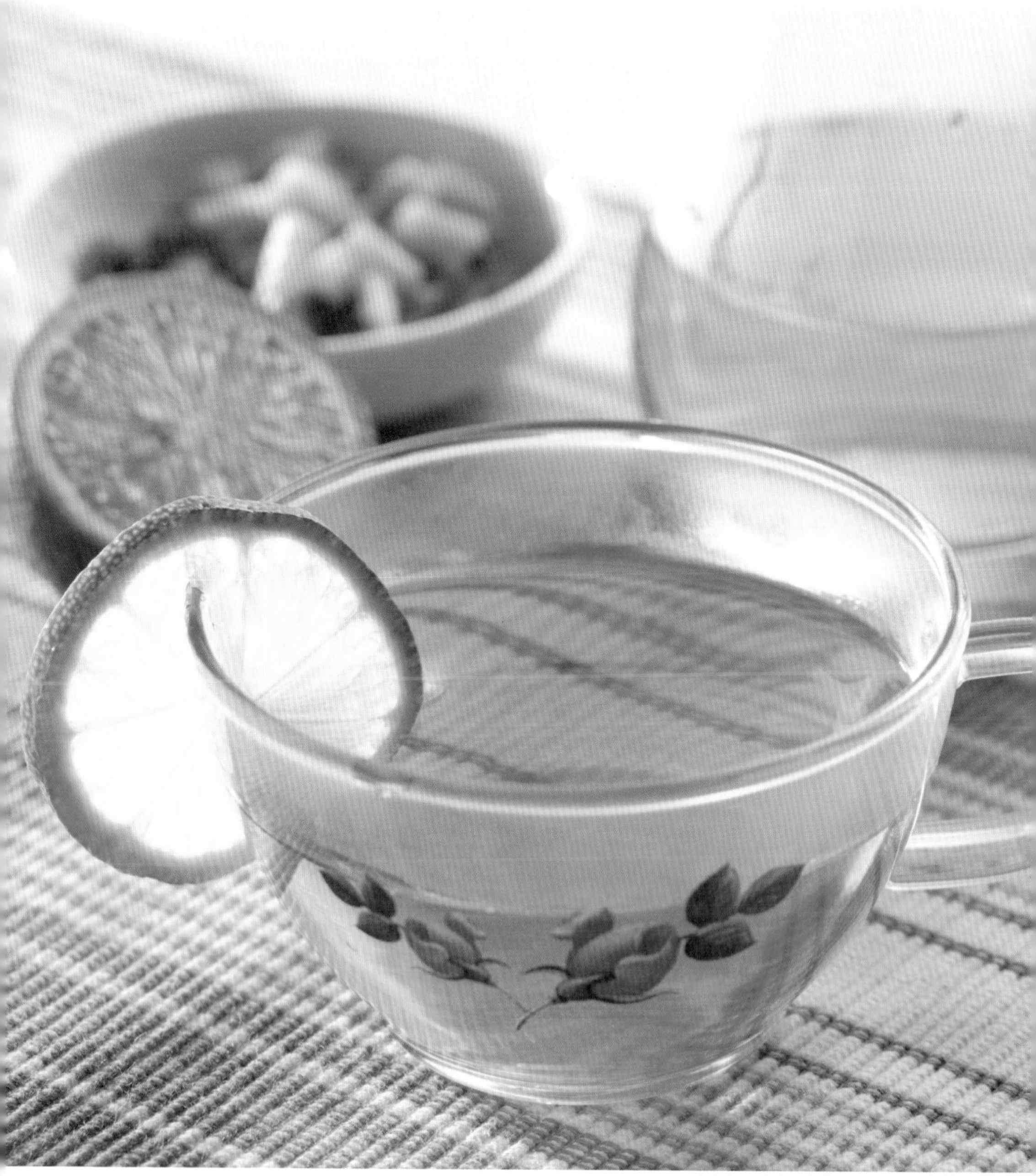

檸檬的歷史

15世紀時，壞血病橫行歐洲，英國、西班牙、葡萄牙、法國等地，無一倖免。就在各國醫療單位都束手無策的情況下，卻有一群法國探險家發現了治療壞血病的方法。

一五九三年，一支法國探險隊在加拿大過冬，卻有一百多人不幸染上了壞血病，當地的印第安人告訴他們喝松葉浸泡的水，就可治癒。在絕望中，只能聽從印第安人的說法，沒想到才喝下去，竟果真不藥而癒了。

但壞血病正規的治療研究，則要到18世紀中，由英國醫生林德用新鮮蔬菜、水果和藥物等，對患壞血病的水手進行醫療試驗。在好幾次的試驗後，終於發現，只要給壞血病患者服用檸檬，很快就可恢復健康。

後來，英國海軍便採用這種方法，規定水兵航海期間，每天都要飲用定量的檸檬葉水，如此過了兩年，壞血病就絕跡了。

為什麼要喝香檸奇異油切飲

這道茶方有改善子宮前傾、子宮韌帶鬆垂甚至閉經的療效，不但可以降血壓及膽固醇，更可改善心血管疾病。奇異果是低GI的水果，適量食用可穩定血糖的波動，其所含之水溶性纖維也較多，可增加飽足感。

香檸奇異果油切飲的功效

1. **消水腫宿便**：檸檬皮含有檸檬精油，可抗氧化、消除水腫；其果中的膳食纖維可促進腸胃蠕動，使益菌增生，排毒解宿便。紅茶的去油效果佳，同時保護胃黏膜，強化腸胃道環境健康。

2. **養顏美容**：豐富的維生素C可以去除肌膚的黑斑、防止色素沉澱，保持光澤與彈性，解決減肥時的肌膚問題。

3. **預防感冒**：有感冒徵兆，飲用可以紓緩喉嚨痛的情況，補充維生素C，消炎抗菌，有助解除症狀。

香檸奇異果油切飲沖泡方法

材料	
水	500 毫升
帶皮檸檬切	2～3片
去皮奇異果	半顆
紅茶	2克
蜂蜜	適量

泡製方法

1. 將 500 毫升水煮開，放入檸檬片及奇異果片，轉小火煮 1 分鐘。
2. 以果水沖泡紅茶，茶葉浸泡 10 秒後即取出。
3. 加入適當的蜂蜜拌勻即可。

Point

奇異果較寒、檸檬又酸，腸胃不好或經常有腹瀉狀況的人不宜飲用。糖尿病患者慎飲。

整腸健胃 07

便祕脹氣

菊花決明平腹茶

菊花及決明除養肝明目外，對擺脫惱人小腹也有極佳效果。

一天，才開始看診不久，一位女性走進診間。她長相姣好，卻苦著一張臉，一問之下才知道，她一直被她益「壯大」的小腹困擾著。我看了看她的小腹，確實和她那堪稱標準的身材有很大的出入，這是怎麼造成的呢？

元兇是長時間久坐、使用電腦——這位女性的工作是打字人員，上班八小時被困在電腦前，下了班卻因為疲倦，一回到家便坐在電視前一動也不想動，久而久之，小腹便日漸隆起，活像個懷孕三、四個月的婦人。

小腹便便可不只是不好看而已，它的成因——便祕、腸胃不適的狀況才是最令人困

菊花小檔案

菊花，多年生菊科草本植物，是人工培育的名貴觀賞花卉，也稱藝菊，品種達千餘種，是重要的中藥材之一。《本草綱目》有云：「菊類自有甘苦二種，食品須用甘菊。」菊花性甘、苦、涼，含多種營養和礦物質，可疏散風熱、益肝明目、清熱解毒、延年益壽，《神農本草經》記載：「菊花久服，利血氣、輕身、耐老、延年。」可入菜，常見者有菊花粥、菊花茶及菊花酒，還有菊花露、菊花糕、菊花餅等。

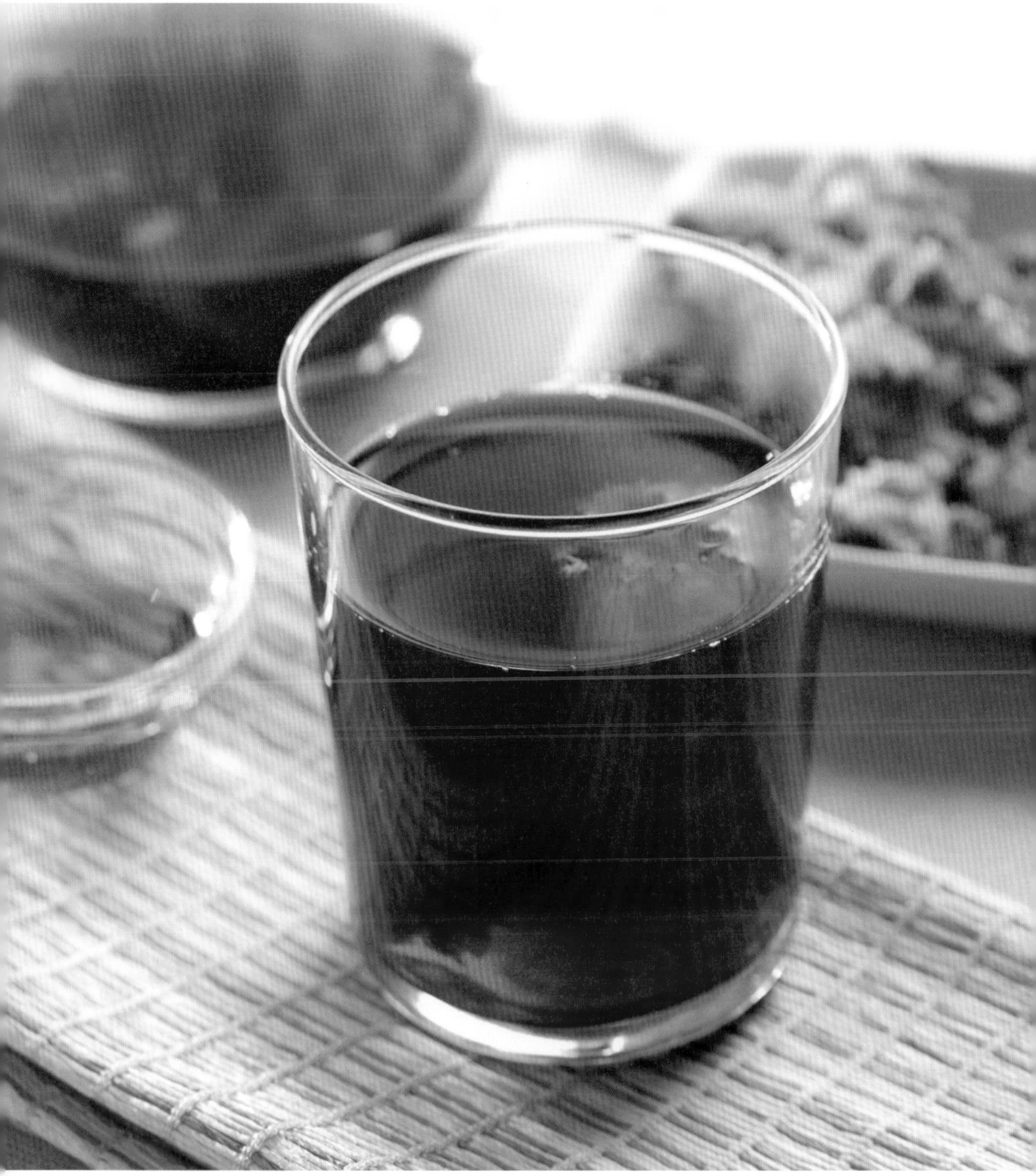

擾的。想要消除小腹，可以試著將每日必喝的咖啡，換成菊花決明茶，不但可以防止小腹變大，還可以退火、促進腸胃蠕動，在控制體重方面，更是有意想不到的功效。

菊花的歷史

菊花在日本有一個非常有趣的傳說。

古時候，為尋找長生不老藥，一艘船載了十二個童男童女帶著珍貴的金菊花，打算遠赴東洋交換長生不老藥。不料在海上遇上了暴風雨，船被大浪打到一個無人的荒島，孩子們被迫在那裡住了下來，落地生根，並在島上種下了金菊花。那個無人荒島就是後來的日本帝國，日本國旗上的「太陽花」，其實就是一朵金色菊花，而日本天皇的象徵符號也是一朵十六瓣菊花。

梁代吳均《續齊諧記》一書裡就有這樣一段記載。東漢時，汝南汝河一帶瘟魔為害，疫病流行，痛苦呻吟之聲遍布。有個名叫桓景的人，歷經艱險入山，拜費長房為師，學消災救人的法術。一天，費長房告訴桓景：「九月九日瘟魔又要害人，你快回去搭救父老親人。」並告訴他：「那天登高，再把茱萸裝入紅布袋裡，紮在胳膊上；喝菊花酒，就能挫敗瘟魔，消除災殃。」桓景回鄉，遍告鄉親。九月九日那天，汝河洶湧澎湃，雲霧彌漫，瘟魔來到山前，因菊花酒氣刺鼻、茱萸異香刺心，難於靠近。桓景揮劍激戰，斬瘟魔於山下。傍晚，人們返回家園，家中「雞犬牛羊，一時暴死」，而人們卻免受災殃。從此，重陽登高避災的風俗，就世代相傳了。

為什麼要喝菊花決明平腹茶

頭暈、頭痛、失眠，或是常感到煩躁易怒的人，經常飲用可以清除熱、解毒、降火，此外，患有高血壓、高血脂症，以及習慣性便祕等的人，常喝也可以獲得改善。菊花決明茶也可以去油消脂，防止脂肪囤積。

菊花決明平腹茶的功效

1. 消除口臭：有口臭現象，飲用可以消除擾人的異味。
2. 治療便祕：便祕或超過2天未排便者，飲用時可以決明子為主，能改善腸燥便祕或習慣性便祕症狀。

菊花決明平腹茶沖泡方法

材料

水	500 毫升
菊花	10 克
炒決明子	12 克
蜂蜜	適量

泡製方法

1. 將炒過的決明子放入鍋中，加 500 毫升水以大火加熱滾沸。
2. 煮開後，熄火，放入菊花。
3. 浸泡變色後去渣。怕澀味的人可加入適量的蜂蜜。

Point

決明子改善腸燥，腹瀉者，不宜飲用。

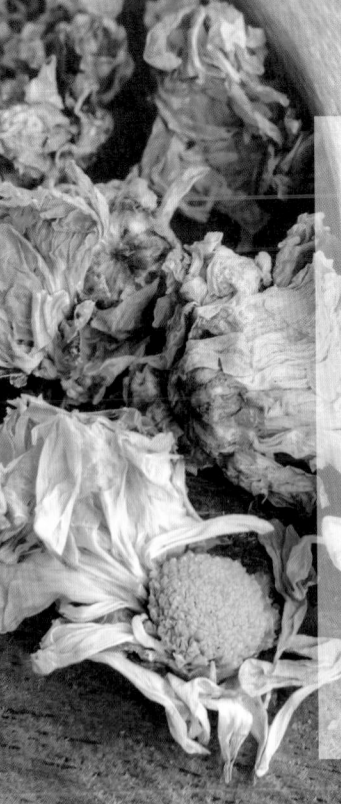

整腸健胃 07

大黃順暢茶

便祕脹氣

每天排便是個很重要的習慣，也是身體健康與否的重要指標，如有便秘困擾，這道茶方能幫助你排出宿便，更有減脂功效。

來中醫看減肥門診的患者，十之八九都希望能有快一點的方法減下體重；但是同樣地，醫生十之八九也會告訴你，減肥沒有偏方，更沒有快一點的方法，唯一的方法就是循序漸進、持之以恆，才能見效。

不知道是大家的生活都過度緊張，還是攝取的纖維質不夠，來求診的人裡，絕大多數的人都有排便不正常的狀況，幾乎成了共通的困擾。其實這也是造成肥胖的主因之一，廢物無法正常排出而堆積在體內，身形自然臃腫。如果你也有這種困擾，不妨試試此道茶方，或許可以改善排便的不順暢。

大黃小檔案

大黃是多種蓼科大黃屬多年生植物的合稱，也是中藥材的名稱。莖紅色、氣清香，味苦而微澀，嚼之粘牙，有砂粒感。

大黃因含有蒽苷，故呈黃色，可加強大腸蠕動，抑制大腸內水分的吸收，以促進排便。此外，大黃也可減少膽固醇的吸收，故可預防及治療因肥胖所產生的膽固醇過高，另外還有降血壓、抗腫瘤等功效。

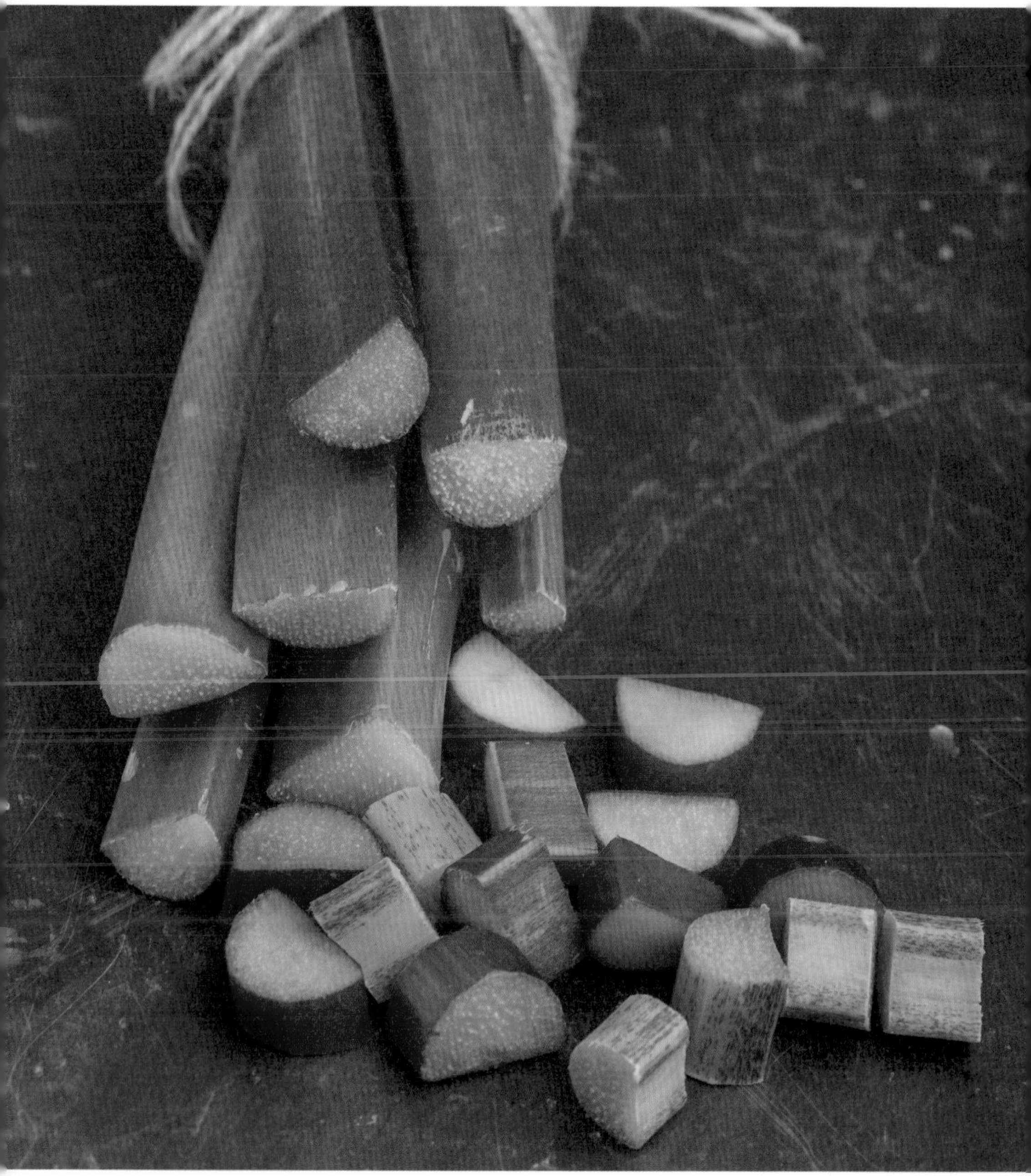

大黃的歷史

大黃是屬於性寒味苦的藥物，根據《本草綱目》記載，產於河西山谷及隴西一帶。

據說南朝梁武帝蕭衍年輕時體弱多病，每回找郎中看病都會用大黃這一味藥，而且每次都能藥到病除，因此對大黃這味藥始終情有獨鍾，直到晚年坐上了帝王的寶座也不改初衷。

有一次，梁武帝不知道染上了什麼病，發起了高熱，太醫姚僧垣替他看診時，他便對太醫提出用大黃來治療的要求。不料太醫並不同意，說是因為他年事已高，不宜用大黃這味藥；然而，梁武帝卻很堅持一定要用，太醫不得已，只好順了他的意思。

不料，用藥後，梁武帝的病情反而日益嚴重，差點丟了老命，這使得梁武帝對大黃的療效有了動搖。梁武帝病癒後，太醫才向他解釋，並不是大黃失去的療效，而是大黃不適用年紀大、體質虛弱的人，否則極易使病情加重，這才解了梁武帝的疑惑。

為什麼要喝大黃順暢茶

順暢茶，顧名思義就是增加腸胃蠕動，助消化、消除便祕，此外還有降血壓、降血脂的功效，可減少脂肪膽固醇的吸收。綠茶還能增強細胞的免疫功能、抗衰老，高血壓且受便祕困擾的人，更應該選擇飲用。

大黃順暢茶的功效

1. **舒適腸胃**：有時候吃太飽會造成飲食積滯，會感覺腹脹不舒服，飲用大黃順暢茶可以讓腸胃得到舒緩。

2. **消除便祕**：經常便祕的人，氣色自然就不好看，常飲用可以解除困擾。

3. **消除小腹**：大黃順暢茶有助於潤腸通便，亦有消脂的功效，所以適合有小腹困擾的人飲用。

大黃順暢茶沖泡方法

材料

水	500 毫升
大黃	約 2 克
綠茶粉	10 克

泡製方法

❶ 將水 500 毫升煮沸水，放入大黃及綠茶。

❷ 直接浸泡約 2 分鐘。

❸ 適度攪拌完成後，濾掉大黃後即可飲用。

Point

孕婦及哺乳婦女慎用，慢性消化道潰瘍患者嚴禁服用。老年人可酌加蜂蜜潤腸。

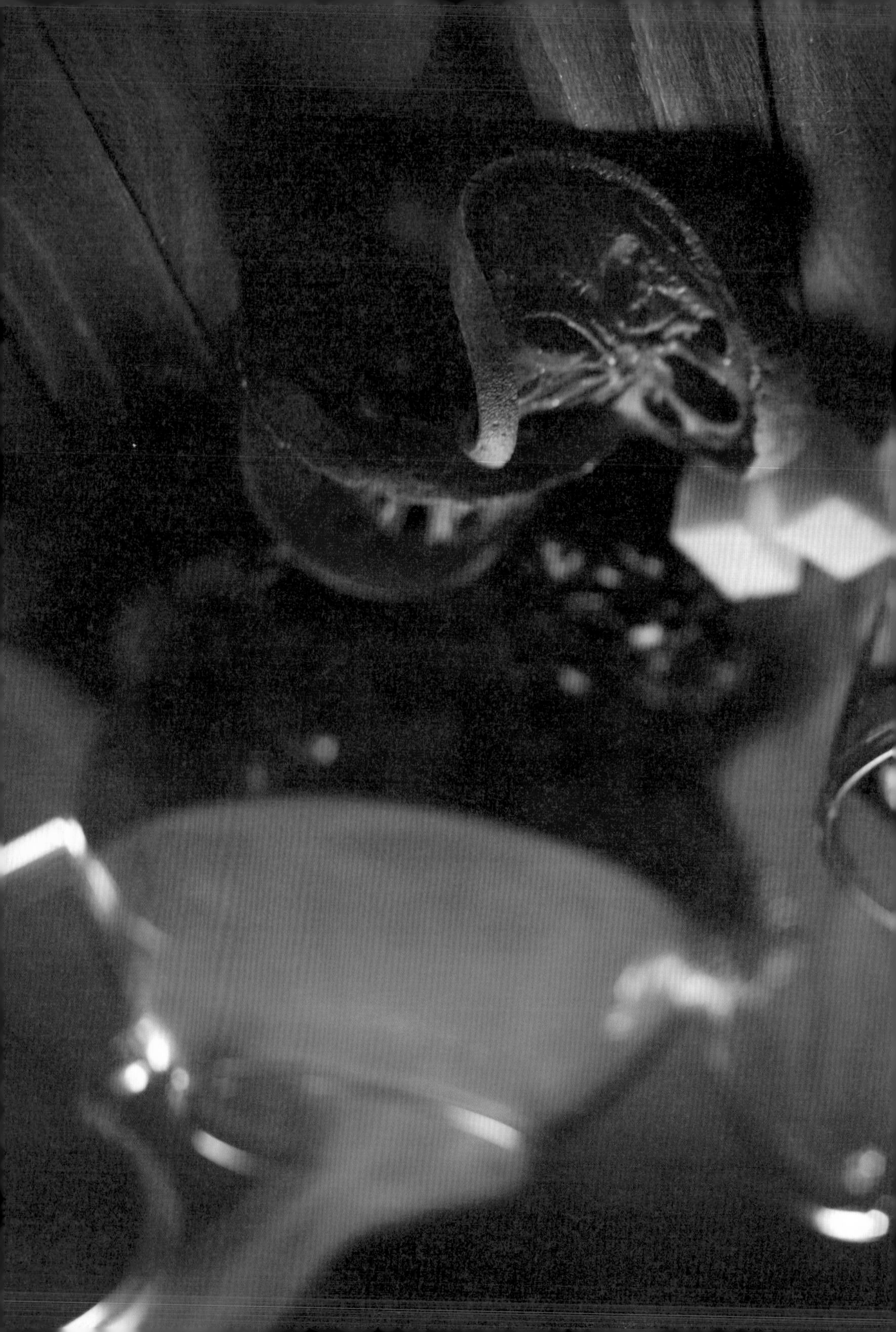

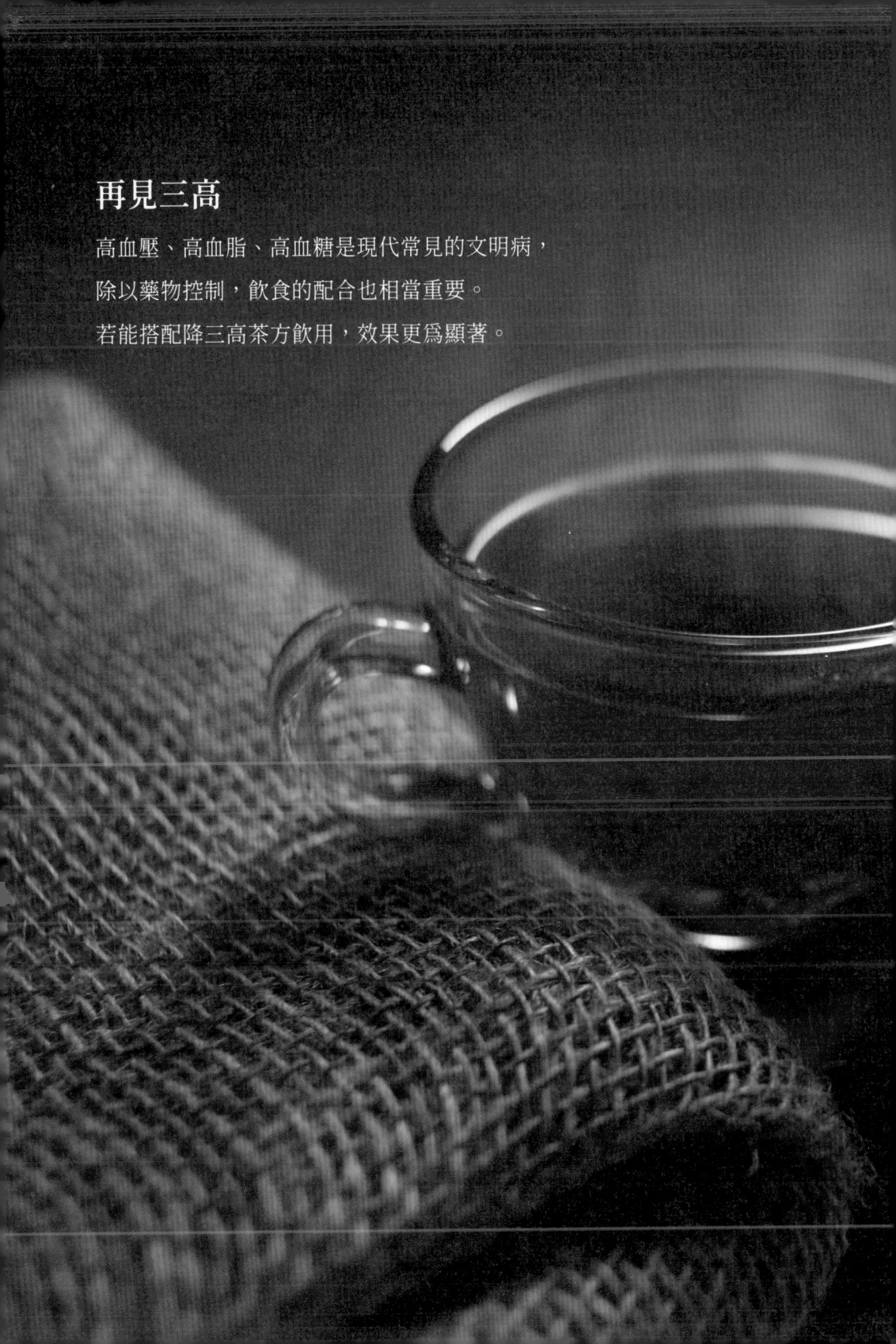

再見三高

高血壓、高血脂、高血糖是現代常見的文明病，
除以藥物控制，飲食的配合也相當重要。
若能搭配降三高茶方飲用，效果更爲顯著。

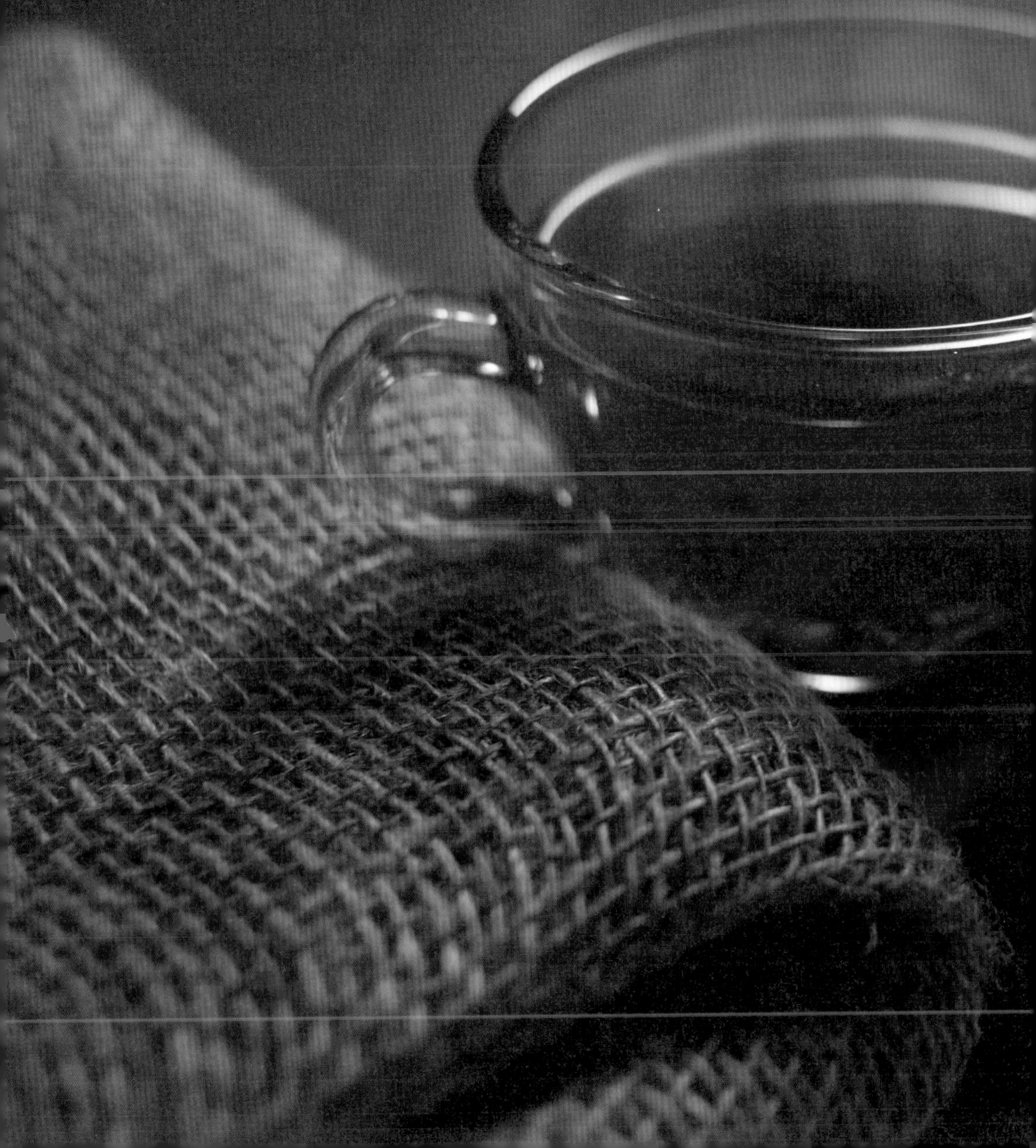

再見三高 01

山楂益母降脂茶

現代飲食越趨精緻，心血管疾病的患者也越來越多，常飲山楂益母茶，再配合飲食控制，就能遠離心血管疾病。

有位患者因為心臟疾病已經住院三次，在第四度入院做心臟支架前夕，他決定先來看中醫，希望藉由中醫的調整，能夠讓他免於一次又一次的手術折磨。

這位患者是位美食主義者，卻也因此使他的血管幾乎條條阻塞。他說，實在不想再裝支架了，不僅受苦，費用還高得嚇人。

我知道，要改變一個人長期養成的飲食習慣是比較困難的，所以我建議他，除了配合西醫的治療和按時服用西藥外，也可以多喝山楂益母茶，因為這道茶方不僅可以活血，還可以去水腫、預防高脂血的發生。

益母小檔案

益母草為唇形科植物益母草的全草。一至二年生草本，夏季開花，生於山野荒地、田埂、草地等，在夏季生長茂盛花未全開時採摘。

益母草嫩莖葉含有蛋白質、碳水化合物等多種營養成分。性味辛苦涼，具有活血、祛瘀、調經、消水的功效，可治月經不調、下肢浮腫、尿血、瀉血、痢疾、痔疾等。

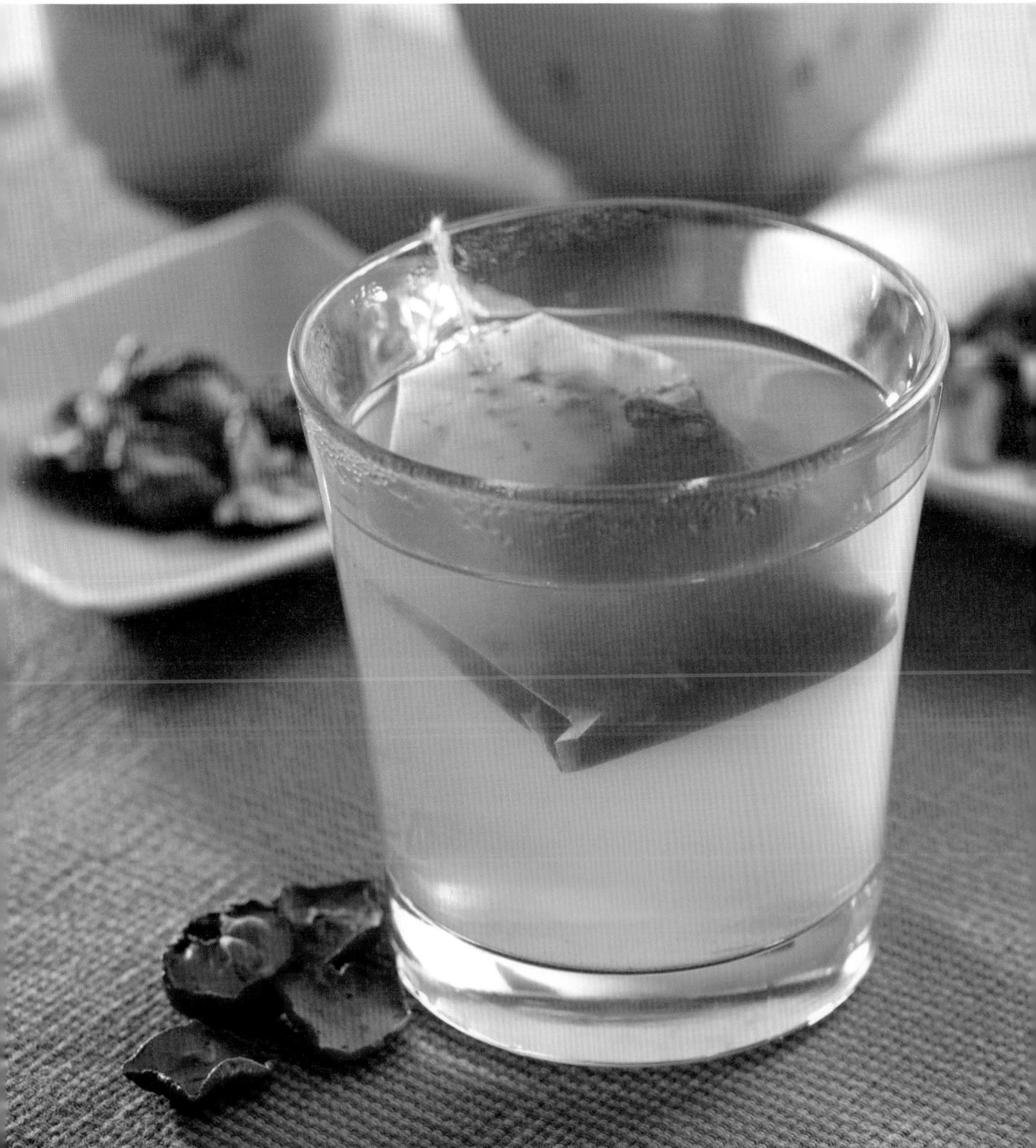

益母的歷史

傳說中，古代有一個皇帝興建了一座天壇，準備做為祭天的地方。不料在興建好之後，天壇前的空地上竟長出了茂盛的草，皇帝一看十分生氣，便對大臣們說：「這是朕祭天的地方，怎麼可以任那麼多野草亂長，立刻給朕拔光它。」這時有位大臣就說了：「皇上，這並不是野草，它叫益母草，也就是龍鬚菜。皇上不是龍嗎？要是把它都拔淨，皇上您就不長鬍子了。」皇上怕不長鬍子，就讓天壇裡留下了益母草。

為什麼要喝山楂益母降脂茶

益母草含有多種微量元素，硒可增強免疫細胞活力，並降低動脈粥樣硬化發生之機率；錳能抗氧化、防衰老、抗疲勞及抑制癌細胞的增生。

此外，山楂益母茶還可以通經活血，舒緩痛經困擾，消化不良、脾胃機能不好的人，也很適合飲用，能得到很好的改善。

山楂益母降脂茶的功效

1. **祛濕水腫消脂**：有些人胖是因為體內的濕排不出去，而山楂益母茶有消水腫的作用，可以讓水腫的人得到不錯的改善，也能達到自然消脂的效果。
2. **舒緩生理痛**：生理期會有腹部悶痛，或者生理期時間較不穩定者，喝山楂益母茶可以得到舒緩，在原發性痛經患者身上尤見療效。
3. **預防高血脂**：急躁易怒、心煩、口乾口苦及便祕的人，或是合併有高血壓、血脂過高易導致中風的人，適當飲用可以改善並預防高血脂。

4. **跌打損傷：**能活血散瘀，又能清熱解毒以消腫，舒緩跌打損傷瘀痛。

山楂益母降脂茶沖泡方法

材料

水	500 毫升
山楂	30 克
益母草	10 克
茶葉	2 克

泡製方法

1. 先將熱水煮沸。
2. 放入山楂、益母草加水，用小火續煮 5 分鐘。
3. 以山楂益母草水泡茶，艷色後撈起茶葉即可飲用。

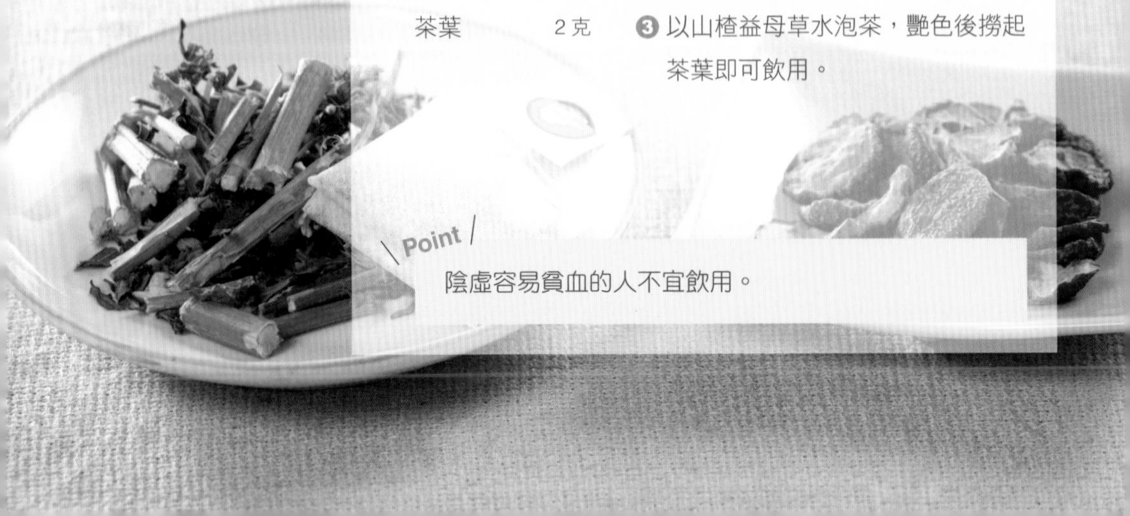

Point

陰虛容易貧血的人不宜飲用。

再見三高 02

天麻降壓茶

天麻多用於治療頭痛眩暈、肢體麻木、小兒驚風、癲癇、抽搐、破傷風等症。由於天麻對肝陽上亢引起的頭痛、眩暈等效果顯著，常被人當成「補藥」服用。

如果愛吃速食、抽菸喝酒，那麼罹患上高血壓的機率可是高上許多。初期的高血壓不易察覺，但卻會造成心臟、腎臟、腦部等部位的併發症，甚至導致視網膜病變。嚴重影響視力，想要避免高血壓的侵襲，日常的保養就萬萬不能省。除了均衡的飲食、適度的運動外，還可以自行沖泡天麻降壓茶來保持血壓的穩定，為健康打下良好基礎。

天麻的歷史

天麻為傳統名貴中藥，入藥已有兩千餘年的歷史，歷代本草都列為上品。天麻原名

天麻小檔案

天麻，為蘭科植物天麻的乾燥塊莖。天麻是一味常用的中藥，臨床多用於頭痛眩暈、肢體麻木、小兒驚風、癲癇、抽搐、破傷風等症。中醫認為天麻具有息風、止痙、祛風除痺的功效，可以有效改善各種肢體麻木、頭痛症狀，是中醫治療大腦及神經系統疾病的常見藥物。

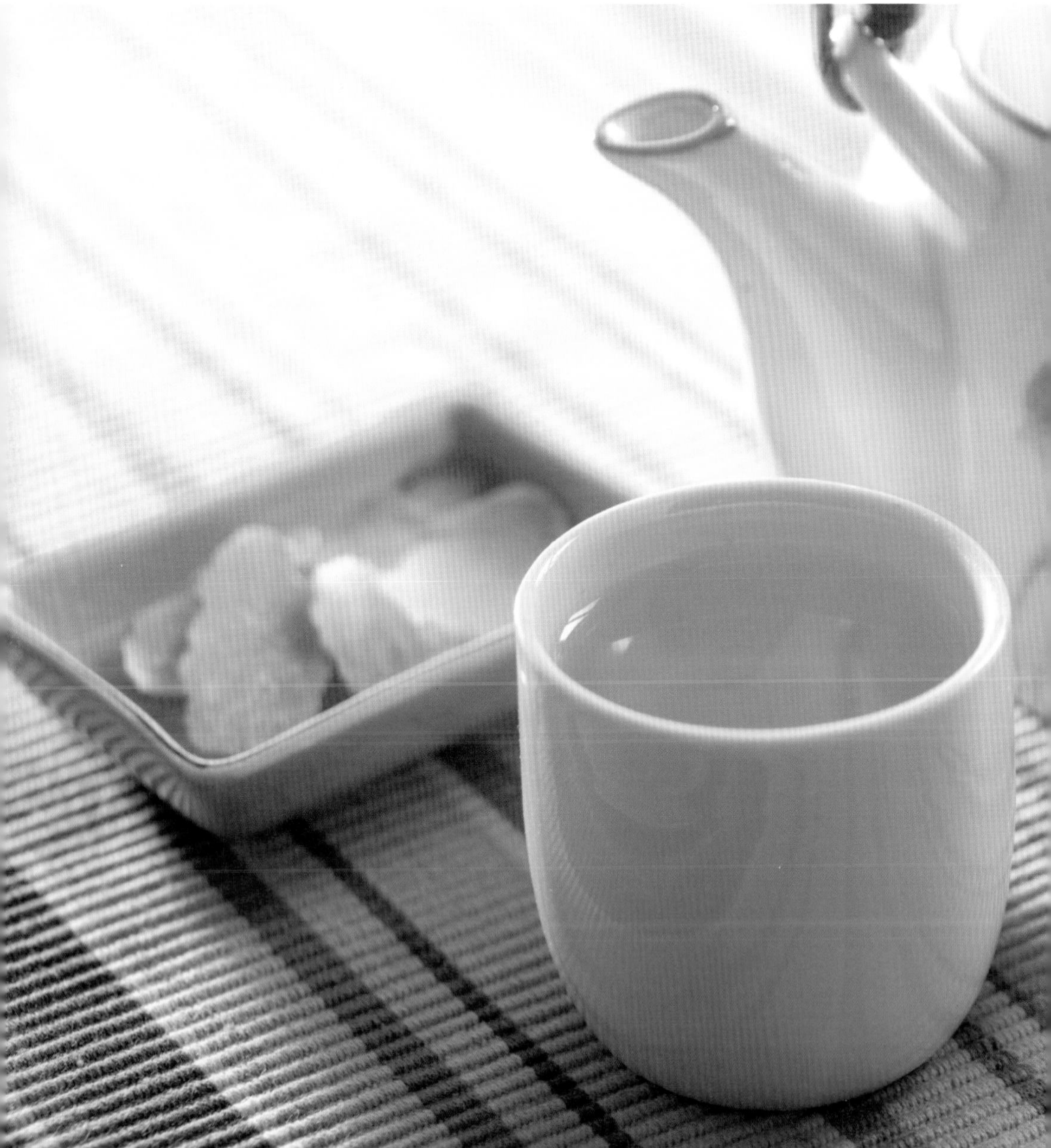

為「赤箭」，李時珍《本草綱目》云：「赤箭以狀而名，獨搖，定風以性異而名；離母，合離以根異而名；神草、鬼督郵以功為名。」在古時就有「有風不動，無風獨搖」之說，故又稱為「定風草」。

為什麼要喝天麻降壓茶

天麻降壓茶具有清熱退火、滋陰養血、調整血壓的功能，常喝天麻降壓茶可緩解精神緊張，舒緩動脈血管，使過高的血壓平穩下降，達到相輔相成的療效。

天麻降壓茶的功效

1. **避免罹患心血管疾病**：高血壓就是體循環動脈血壓增高，常飲可以舒緩動脈血管壓力，得到很好的醫療效用。

2. **清熱退火**：經常熬夜的人，氣色也會變得比較不好，天麻降壓茶可以保肝退火，恢復紅潤氣色。

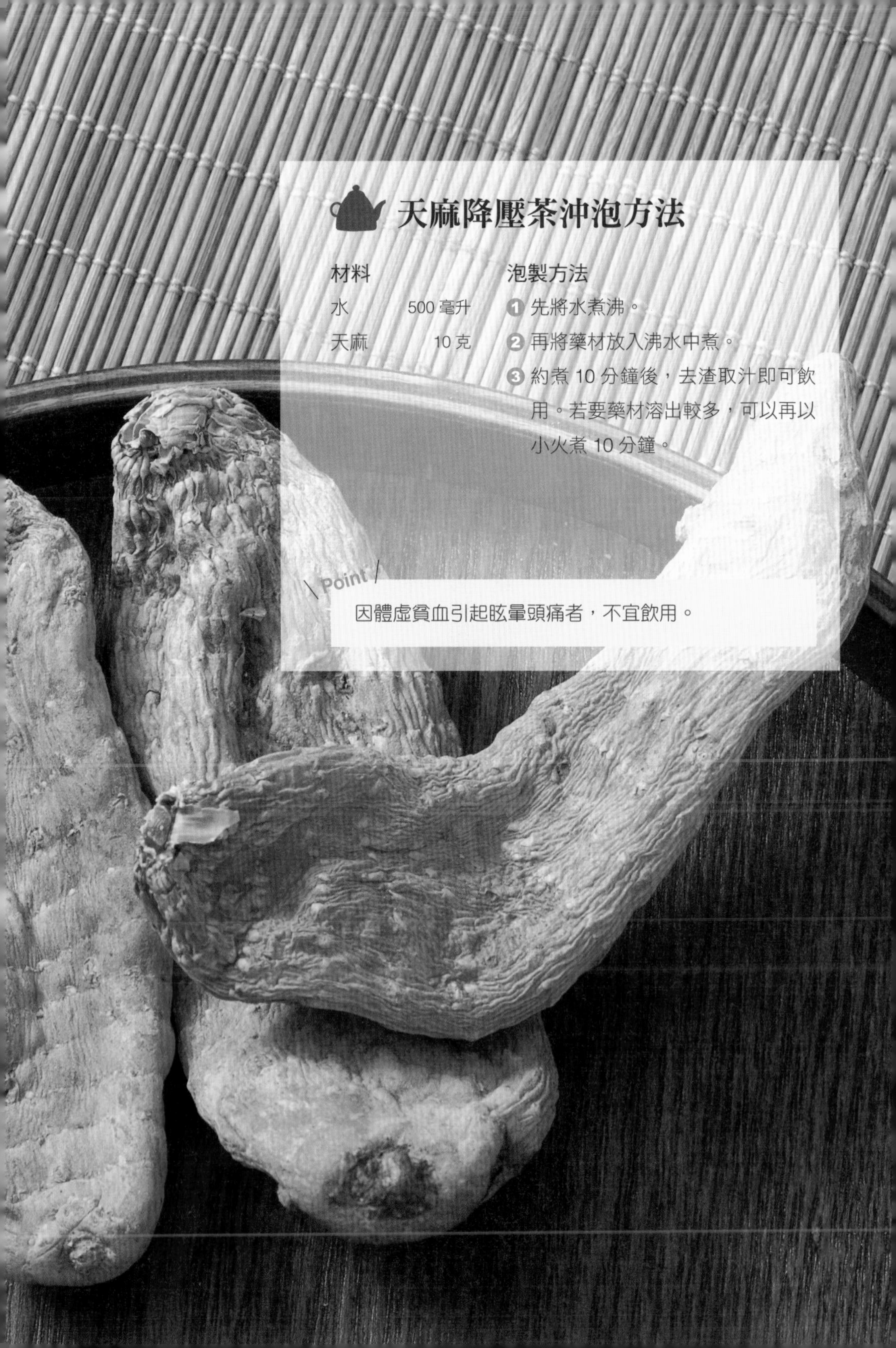

天麻降壓茶沖泡方法

材料	
水	500 毫升
天麻	10 克

泡製方法

1. 先將水煮沸。
2. 再將藥材放入沸水中煮。
3. 約煮 10 分鐘後，去渣取汁即可飲用。若要藥材溶出較多，可以再以小火煮 10 分鐘。

\ Point /

因體虛貧血引起眩暈頭痛者，不宜飲用。

再見三高 03

牛蒡昆布清血茶

牛蒡膳食纖維含量極高，其中的菊苣纖維更是更是腸道益菌的重要來源。

牛蒡可說是保健價值最高的食材之一，不但可以用來排除體內毒素，還有美容養顏以及穩定血壓、防止腎臟受損的功用。

但有人可能會被它乾枯的外表所誤導，以為它吃起來也一樣乾乾澀澀的，難以入口，不過，只要吃上一口，就會立刻被它滑順的口感給收服，一口接一口。一夏天可以多吃涼拌牛蒡，或是清炒牛蒡，但如果真的不會料理，把它切片，加入昆布煮水飲用，同具療效。

牛蒡小檔案

牛蒡，菊科，多年生草本直根類蔬菜，以野生為主，西元 940 年前後傳入日本，並被培育成優良品種。現日本人把牛蒡奉為營養和保健價值極佳的高檔食材。

中醫稱牛蒡為「牛蒡子」或「大力子」，屬於粗纖維植物。其根部深植土內，蘊含大地精華屬菊科植，根部含多量菊糖。可促進人體肌肉發達，增加體力，對糖尿病有輔助食療效果。

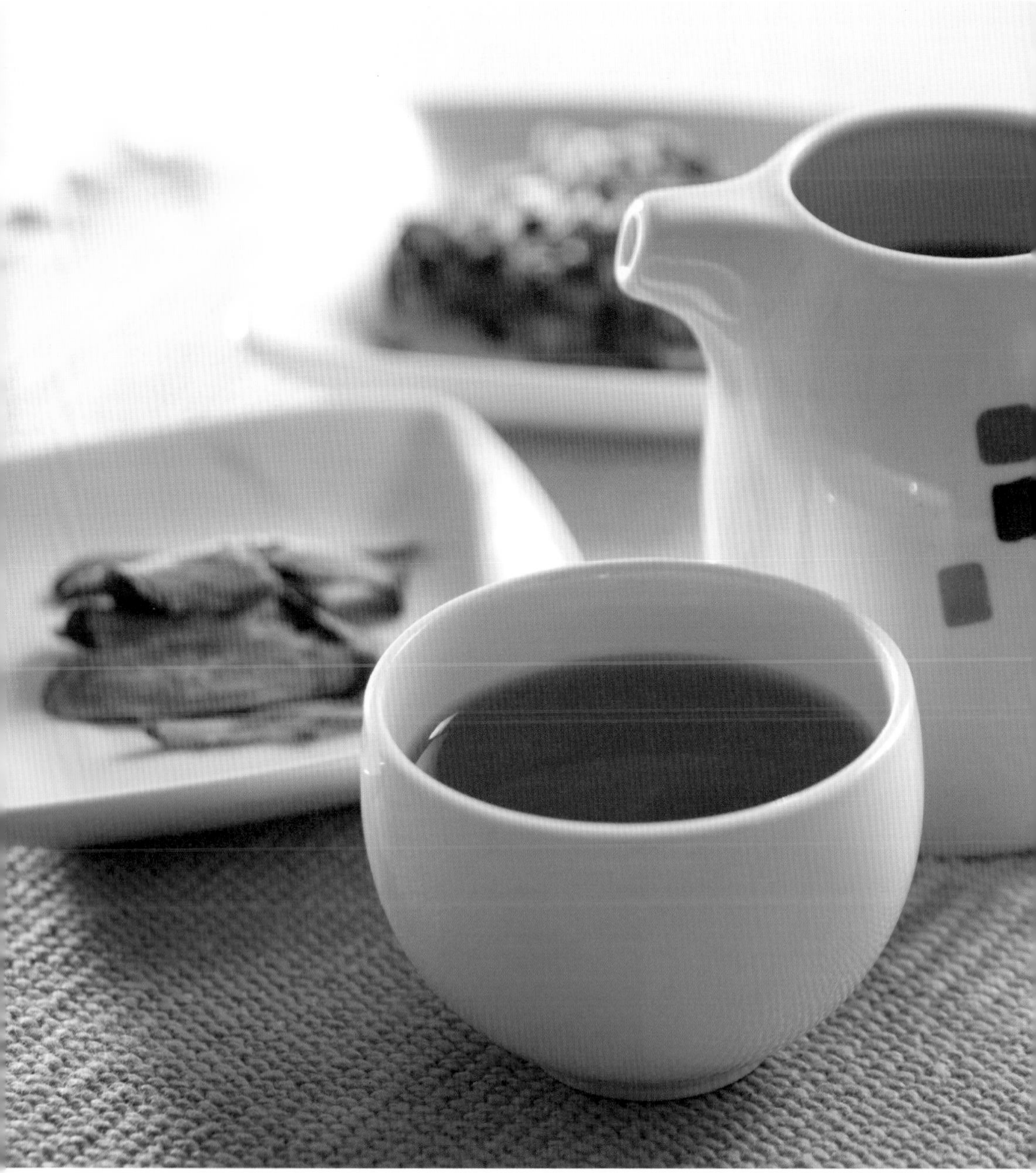

牛蒡的歷史

原產於北歐、蘇聯、西伯利亞和中國北部，九百多年前傳入日本，被稱為「白肌人參」。古時候還有另一個別名叫「牛房」（即牛的尾巴），這和牛蒡褐色細長的模樣有關。

《名醫別錄》稱其「久服輕身耐老」。宋人蘇頌曾這樣描寫牛蒡：「葉如芋而長，實似葡萄核而褐色，外殼如栗木小而多刺」、「根有極大者，作菜茹尤益人」。世界著名的營養保健專家艾爾．敏德爾博士在其所著的《抗衰老聖典》中這樣描述：「牛蒡根部受到全世界的喜愛，是一種可以讓身體維持良好工作狀態的溫和營養藥草。牛蒡可每日食用而無任何副作用，且對體內各系統的平衡具有復原功能。」

為什麼要喝牛蒡昆布清血茶

牛蒡昆布茶是一種營養蘊含極高的純天然食品，非常符合現代人崇尚高纖低脂的飲食需求，不但可以健胃整腸、消脹氣、改善便祕，還可以預防直腸癌的發生。此外，它還具有保肝與消炎，以及穩定血壓的作用，是一種天然的健康食品。

牛蒡昆布清血茶的功效

1. **降血壓**：高血壓形成的原因之一是身體裡的鈉含量過高，而牛蒡根中的蛋白質能將鈉從細胞中分離出來，並排出體外，此外，牛蒡還能使血管擴張，達到穩定血壓的效果。
2. **養顏美容**：牛蒡昆布清血茶具有疏風清熱、解毒消腫的作用，經常飲用有助改善這些症狀，從而達到美容的效果。

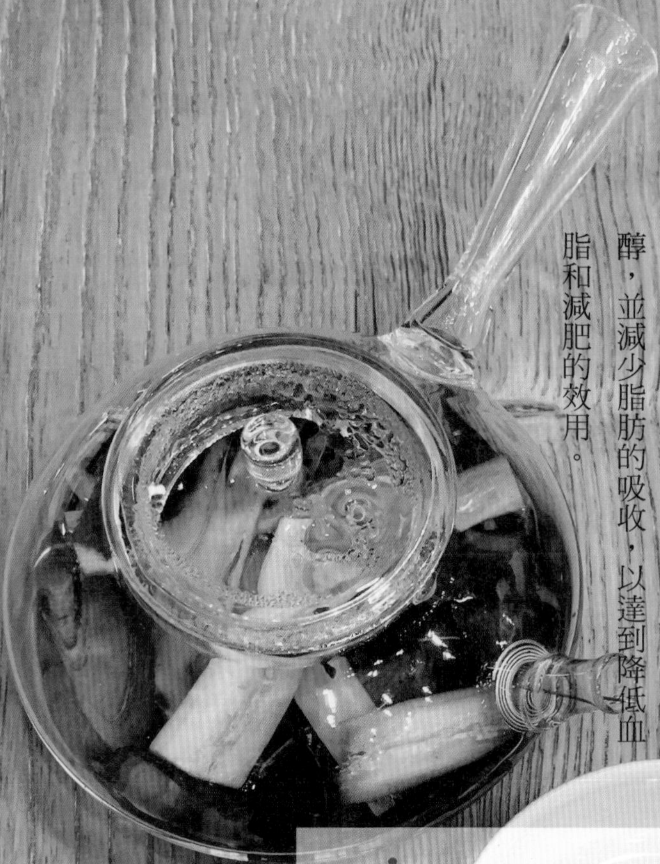

3. 促進腸胃順暢：一旦便祕，人體內的許多毒素便不能排出，長期下來會對健康構成很大的危害。經常飲用牛蒡昆布茶可以促進大腸蠕動及腸道益菌生長。

4. 減脂瘦身：牛蒡昆布清血茶中含有豐富的水溶性膳食纖維和菊糖，可降低膽固醇，並減少脂肪的吸收，以達到降低血脂和減肥的效用。

牛蒡昆布清血茶沖泡方法

材料

水	500 毫升
牛蒡	30 克
昆布	15 克

泡製方法

1. 牛蒡和昆布洗淨，牛蒡切成薄片。
2. 放入材料和水以大火煮滾後，轉小火續煮 10 分鐘。
3. 濾渣後，即可飲用。

Point

需控制水分攝取的人，如腎臟病患，建議由醫師診斷後飲用。

再見三高 04

二花減壓清脂茶

常喝此茶可促進肌膚的新陳代謝，達到抗老化的效果，讓人常保青春，此外，還能解毒消腫，是傷科常用的藥。

現代人的飲食多偏向高油脂、高熱量，再加上久坐辦公室而缺乏運動，心血管疾病及高脂血症的發生率日益升高。

高脂血症患者早期多未發現任何異狀，往往都在健康檢查時才會知道，但由於現在人都忙於工作，平日的保健顯得相對重要，建議常飲二花減壓清脂茶，可以預防及降低高脂血症發生機率。

金銀花的歷史

諸葛亮在七擒孟獲的過程中，大部分將士水土不服，中了山嵐瘴氣。後經一小村

金銀花小檔案

金銀花，忍冬科，忍冬屬別名忍冬、忍冬花、銀花、金花等，多年生常綠纏繞性木質藤本植物，蔓莖可長達數公尺，嫩莖有毛，老莖有粗糙，呈灰白色。

金銀花原產地於台灣、中國、日本，是台灣中低海拔及平地常見的植物，自古有就有「瘍科之聖藥」之稱。常與蒲公英、紫花地丁、野菊花等合用，能增強解毒消腫的作用。

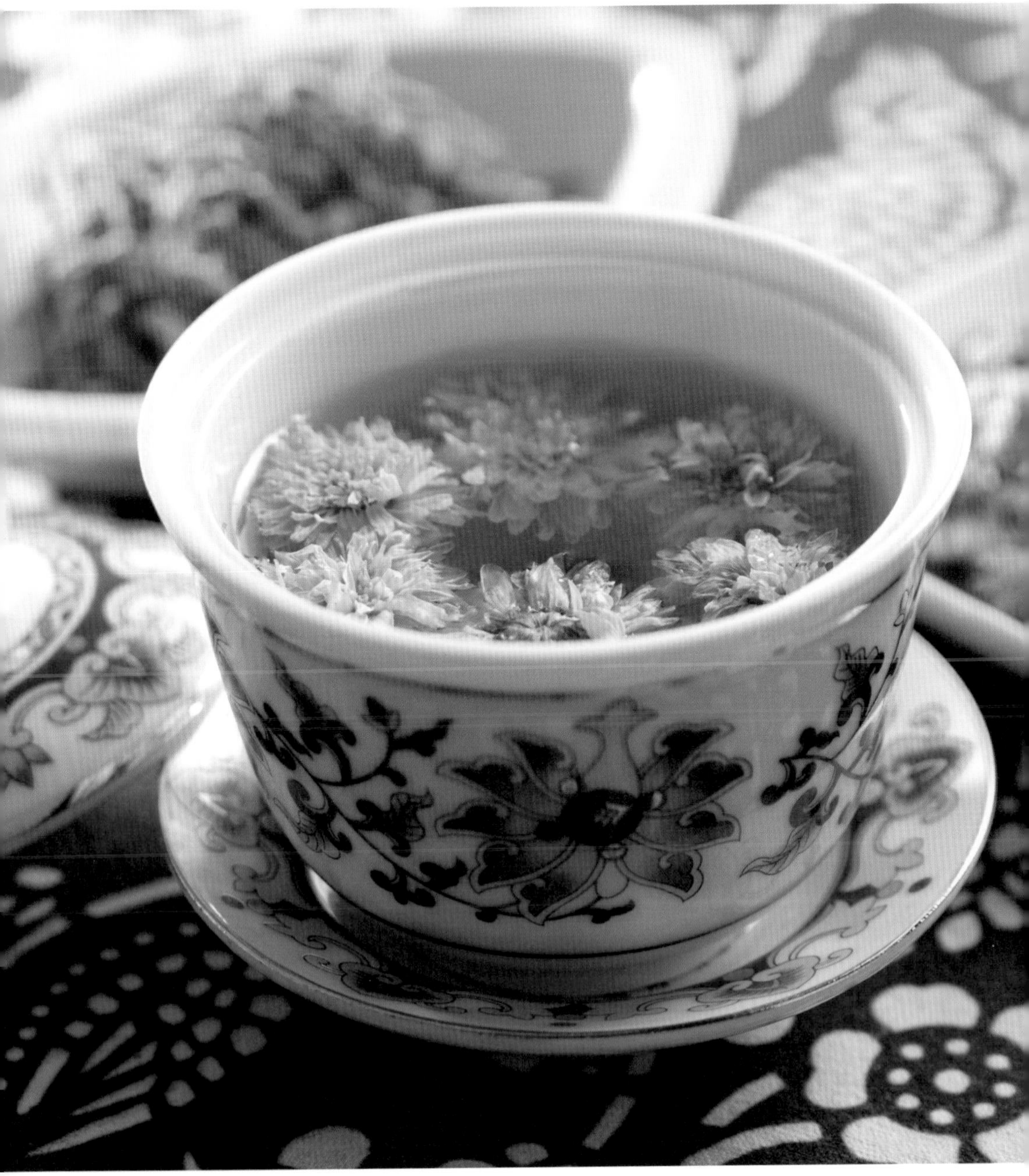

寨，見村民面黃飢瘦，諸葛亮頓起惻隱之心，發放軍糧施救。

村民們十分感謝，一土著白髮老人得知許多蜀兵患了「熱毒病」，便叫來自己的一對孿生孫女：「金花、銀花，妳們去採幾筐仙藥來為蜀軍解難。」但這一去就去了三天，姐妹倆仍未歸來。

人們多方尋找，在一處山崖看見兩個藥筐，藥筐中已採滿了草藥，但四處都沒有看到兩個人的蹤跡，只在筐邊發現野狼的足跡和被撕碎的衣物。

雖然蜀軍將士因為吃了兩姐妹採來的草藥而得救，但金花、銀花卻從此再也沒有回來，為了紀念她們，人們就把這種草藥開的花叫作「金銀花」。

為什麼要喝二花減壓清脂茶

二花減壓清脂茶可以預防或緩解感冒，平常飲用也有預防高血脂症及降壓的效果。飽食不消時飲用，亦有助腸胃消化，使之舒緩。

二花減壓清脂茶的功效

1. **清熱去燥：**夏天若是容易煩燥不安，或中暑者，可飲用本茶方去暑散熱。
2. **治療流行性感冒：**當身體不適，二花減壓清脂茶具有消熱解毒作用，對於治療及預防流行性感冒有很大的功效。
3. **改善腸胃狀況：**對於急性腸胃炎或是腸胃不好的人，二花減壓清脂茶可以消緩症狀，常飲用可整腸健胃。
4. **預防高血脂：**膽固醇高的人，易患心血管方面疾病，長期飲用二花減壓清脂茶可預防高血脂及心血管疾病。

二花減壓清脂茶沖泡方法

材料

水	500 毫升
金銀花	10 克
白菊花	10 克

泡製方法

1. 先將 500 毫升水煮沸。
2. 放入金銀花及白菊花。
3. 燜蓋約 5 分鐘後即可。

Point

食欲不振、大便較稀的人不建議飲用。

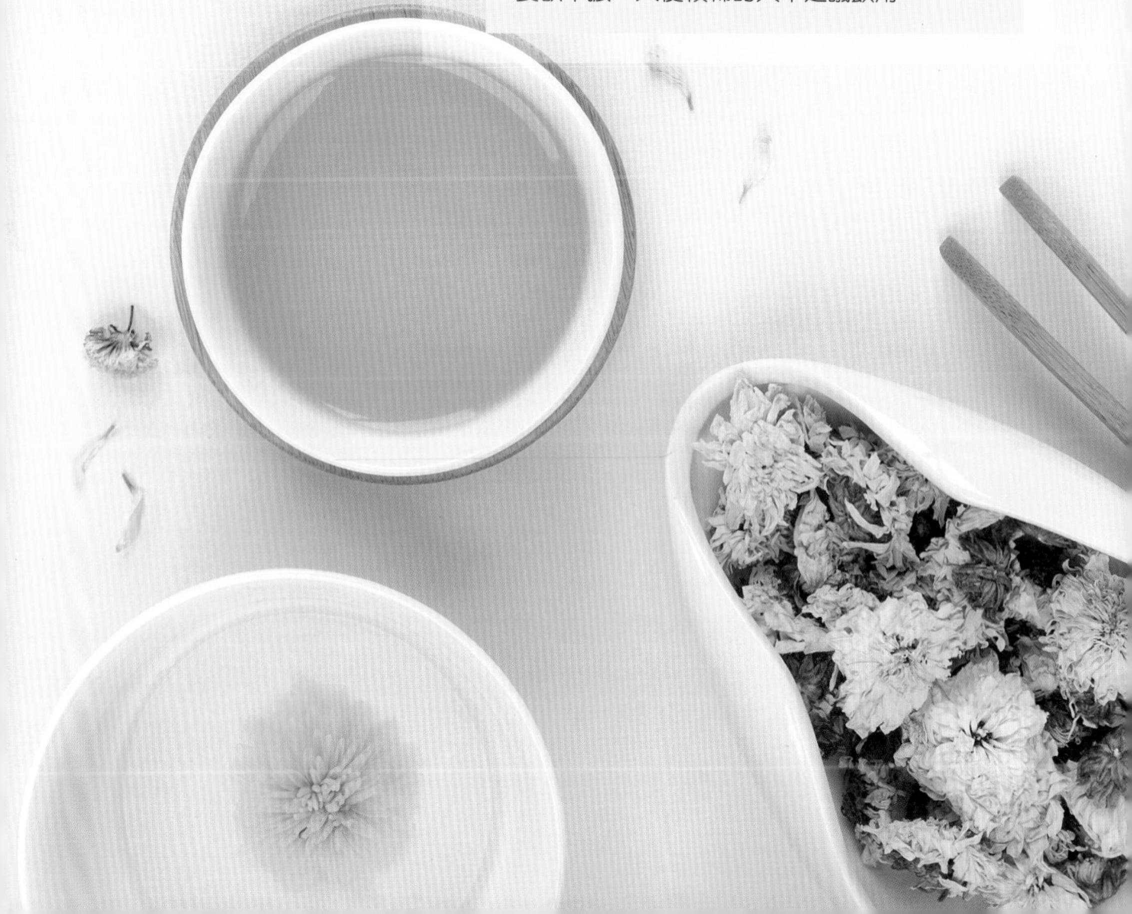

再見三高 05

絞股藍降三高茶

絞股藍又稱七葉膽，性寒，味苦回甘，清熱解毒。其含有足以媲美人參的珍貴成分絞股藍皂苷，能治病毒性肝炎及各種慢性疾病。

絞股藍入藥歷史悠久，功效與人參相近，卻無人參的燥熱，價格親民，被稱做平民的人參。經常熬夜的人，體質燥熱氣虛，易發痘痘及口角炎，沖服絞股藍茶能清熱毒，並提升免疫力。

絞股藍含有多種抗氧化物質，以及相當珍貴的皂苷成分，能保護並維持內分泌系統運作，有效調節大腦皮質分泌，促進體內平衡，雙向調節中樞神經系統，可舒緩疲勞及緊張，並有鎮靜、止咳、延長細胞壽命等作用，療效全面。此外，絞股藍亦能抑制脂肪的生成，因此能由根本解決肥胖的問題。

絞股藍小檔案

絞股藍，又名七葉膽、七葉參、天堂草、小苦藥，是多年生攀緣草木葫蘆科絞股藍之全草。莖細弱、多分枝，生於高海拔的山谷密林、山坡疏林，或平地灌叢中。能消炎解毒、利尿化濕、止咳祛痰，性寒味苦，能治慢性氣管炎、糖尿病及病毒性肝炎。

絞股藍亦能以製茶法製成青茶或綠茶，沖服效果較作中藥時為佳，茶湯色綠，具品種不同而可能有帶甘或帶苦的口感，夏天飲用可避免中暑。

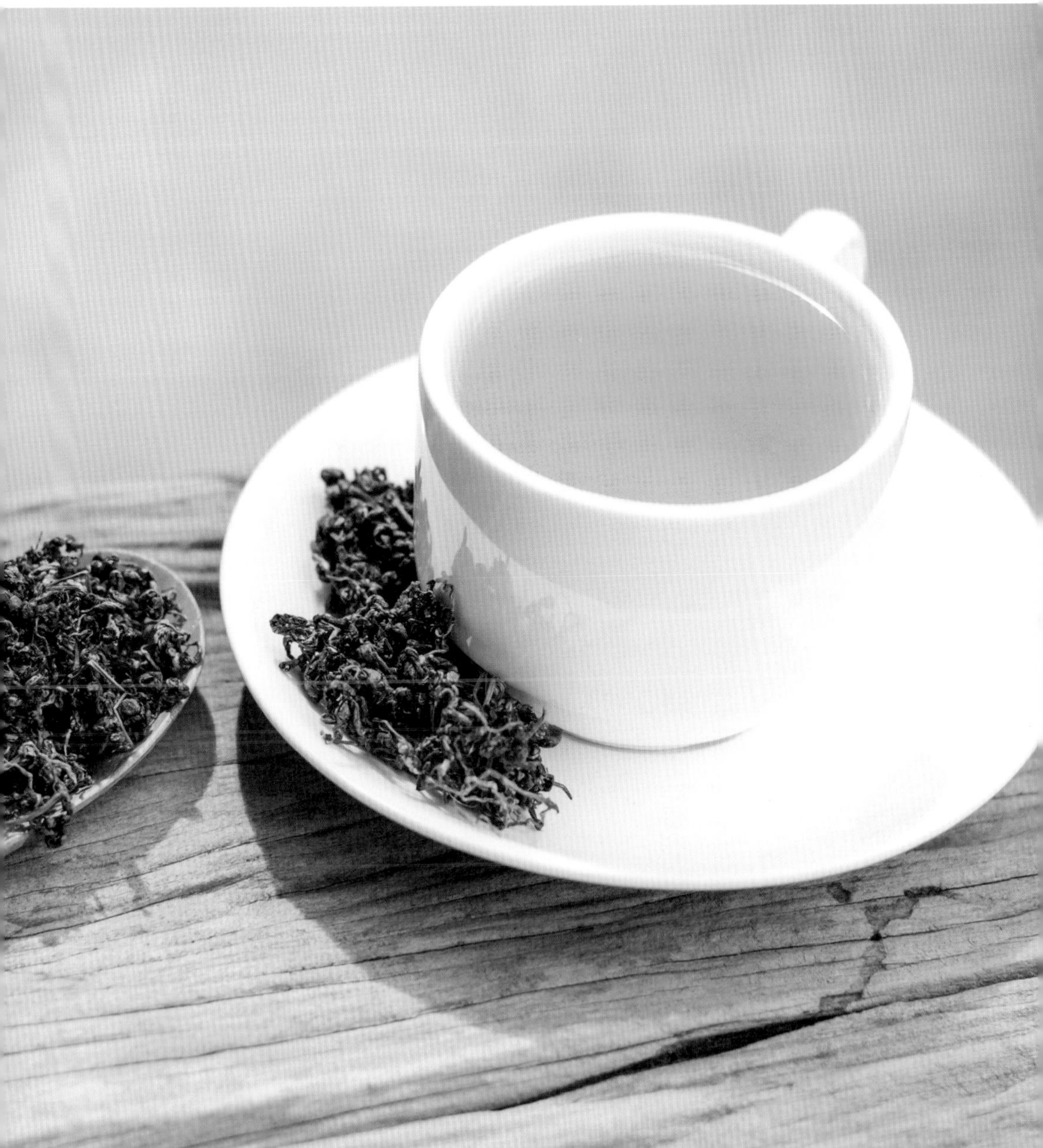

絞股藍的歷史

絞股藍的神奇療效最初並未為人所知，僅被視作一種山林野蔬，權充止飢，最早見於明成祖所著之《救荒本草》。當時因天災未止，飢荒頻仍，明成祖於是蒐羅已知可供食用的野生植物四百餘種，編寫成冊，供百姓至荒野之中採食參考。

直到一九七九年，日本植物學家竹本常松發表了一項驚人的研究，發現絞股藍竟含有多種有益人體的珍貴皂苷成分，其中4種更與人參所含皂苷結構完全相同，使絞股藍得以躋身高檔藥材之列。

近年來，亞洲地區對絞股藍的研究越發深入，透過實驗證實，絞股藍能有效抑制脂肪細胞的生成，更能提高免疫力，並發揮抗癌的效用。此外，絞股藍亦能延長細胞壽命，被認為有抗衰老之效。

為什麼要喝絞股藍降三高茶

絞股藍中所含的皂苷能抗凝血及阻斷脂肪生成，可降低血管，尤其是腦血管及冠狀動脈的阻力，改善血液循環。但由於絞股藍偏寒，搭配大棗和枸杞能滋潤溫補；黃耆補氣升陽、利水消腫；何首烏則能補益肝腎、滋陰強壯，預防動脈硬化，降低體內膽固醇，以及罹患高血壓、冠心病的風險。此外，絞股藍降三高茶也能潤腸通便，對便秘患者有相當的療效。

絞股藍降三高茶的功效

1. **防治心血管疾病**：絞股藍降三高茶能降低血液的黏稠度，抑制血小板凝結，防止血栓，更可提高心肌對缺氧的耐受力。常飲能保持血管彈性，防止脂質在血管內堆積，降低動脈硬化風險。

2. 調節人體生理機能：可增加白血球數量，並提高巨噬細胞的活性，使血清免疫球蛋白增生，雙向調節免疫系統，增強抵抗力。

3. 安神促睡眠：能調節大腦皮質分泌的平衡，降低亢奮情形，可舒緩情緒緊張、疲勞、壓力所造成的失眠，有鎮靜催眠、增強記憶力的功效。

4. 治療慢性腸胃疾患：能促進細胞再生，修復潰瘍，保護腸道黏膜，雙向改善便秘及腹瀉情形。

絞股藍降三高茶沖泡方法

材料

黃耆	4克
枸杞	3克
大棗	3克
何首烏	2克
絞股藍	2克

泡製方法

1. 將水煮沸，取部分滾水沖泡絞股藍後濾渣備用。
2. 黃耆、枸杞、大棗、何首烏入鍋，轉小火悶煮5分鐘。
3. 將步驟2之湯水加入絞股藍茶湯後，即可飲用。

Point

腸胃虛弱者飲用易腹瀉，如有內出血情形勿飲。體質虛寒者及孕婦慎服。

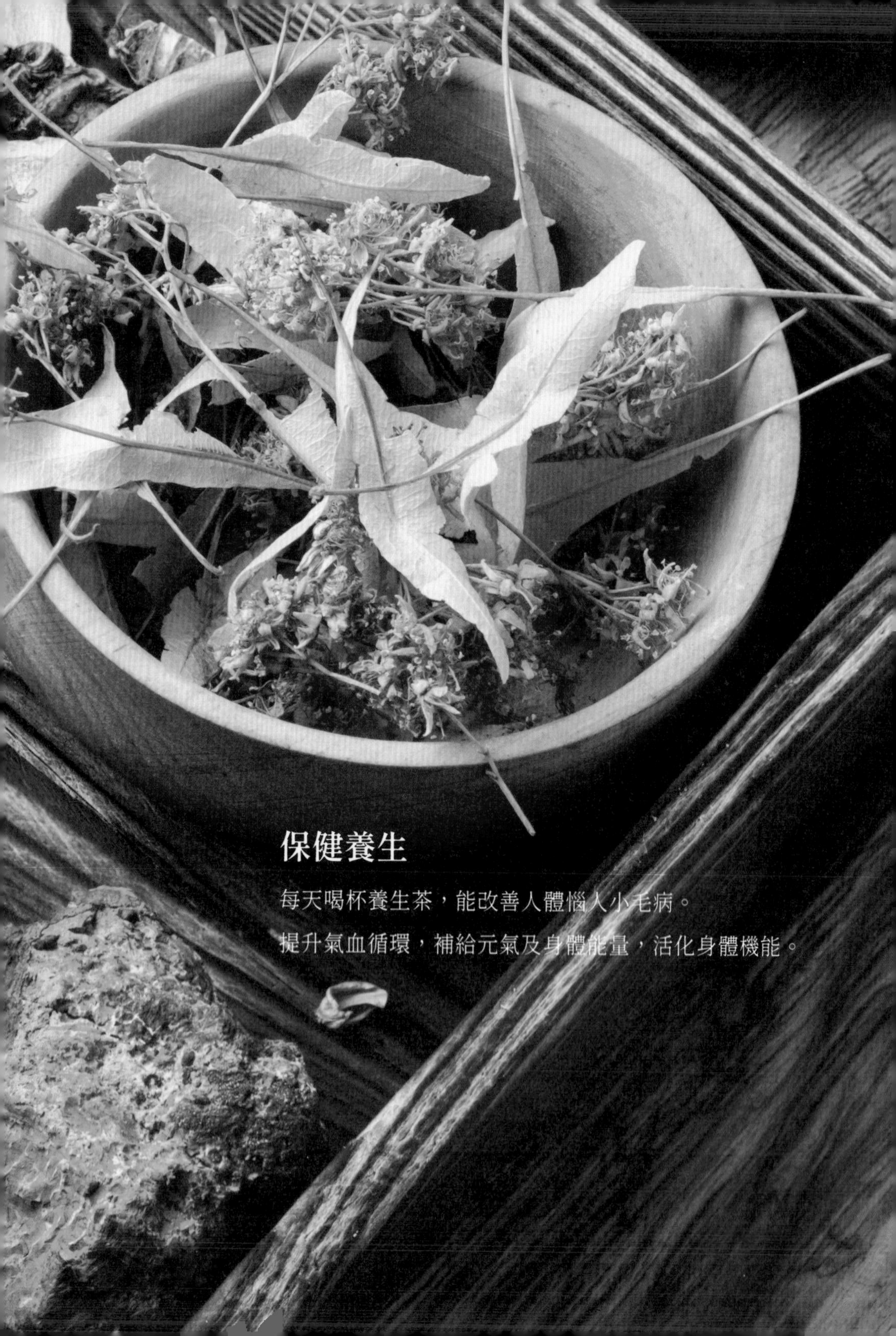
保健養生
每天喝杯養生茶，能改善人體惱人小毛病。
提升氣血循環，補給元氣及身體能量，活化身體機能。

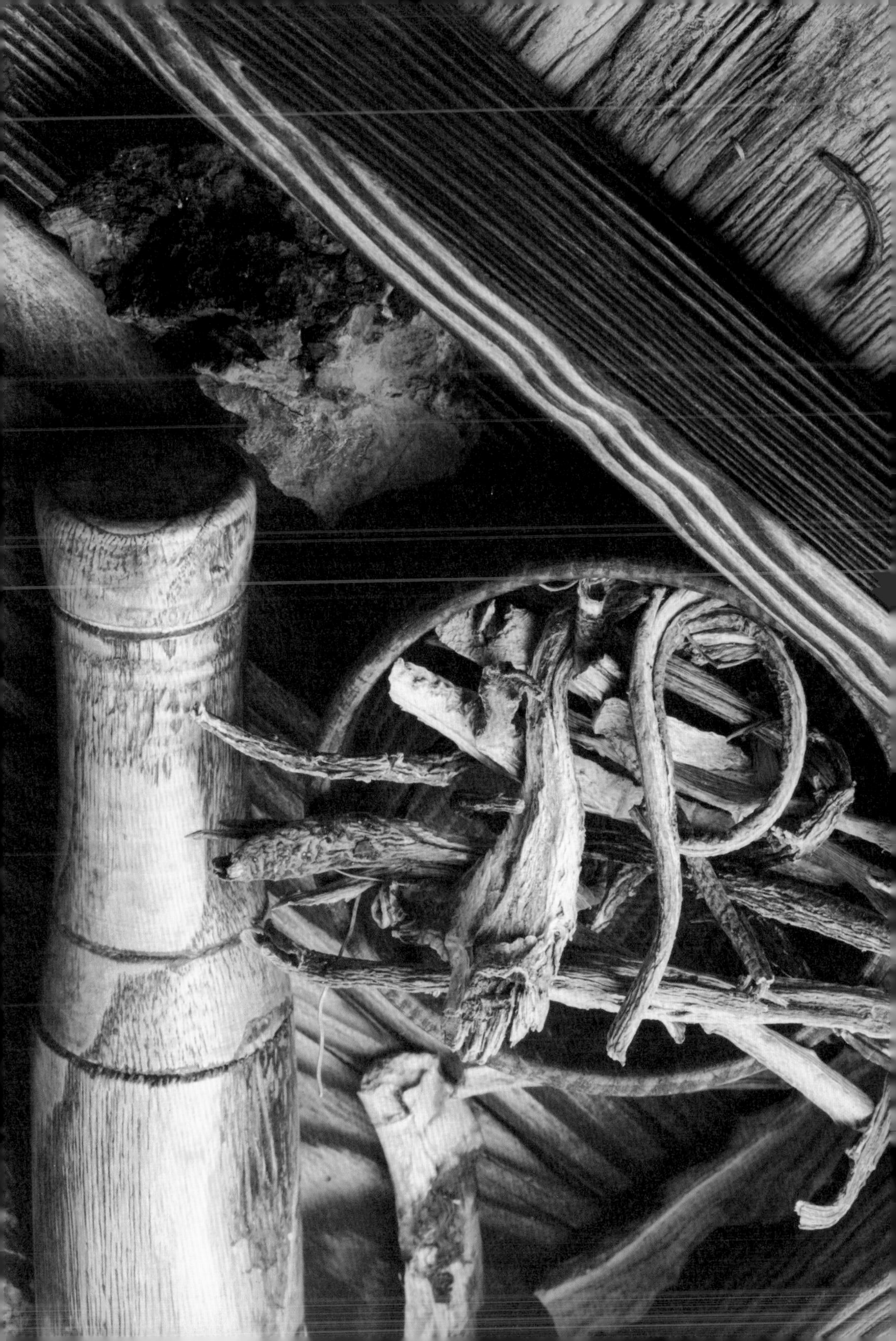

保健養生 01

菊花枸杞明目茶

護肝養腎

枸杞的藥用價值很豐富，可以直接食用，泡入藥酒或養生茶中，達到明目、養肝的功效，還能抗衰老、防皺紋、降血糖及血壓。

一整天工作使用電腦，回到家繼續滑手機追劇到深夜，已變成一種習慣。但你可曾想過，這樣不良的習慣，對健康可是會造成不良的影響！從中醫的角度來看，如果該睡的時間不休息，臟腑無法工作，體內毒素無法排出，會嚴重影響身體的健康。假如無法避免晚睡、眼睛也很容易疲倦，可以準備一壺菊花枸杞茶，當作白開水飲用，對護眼養肝有很大的幫助。

枸杞小檔案

枸杞，味甘苦，能滋腎、強壯筋骨，養肝、明目、潤肺和生精，幫助記憶，具有很好的醫療保健價值，早在西元 217 年，後漢時代專門記載著藥物的書籍《神農草本經》中便有記載，當時藥物分類成三品，枸杞便名列上品 120 種的一種。枸杞之使用，有人認為是未病前之保健，也可以是藥前之養命，因此枸杞對於快速增進健康，是很有用的。

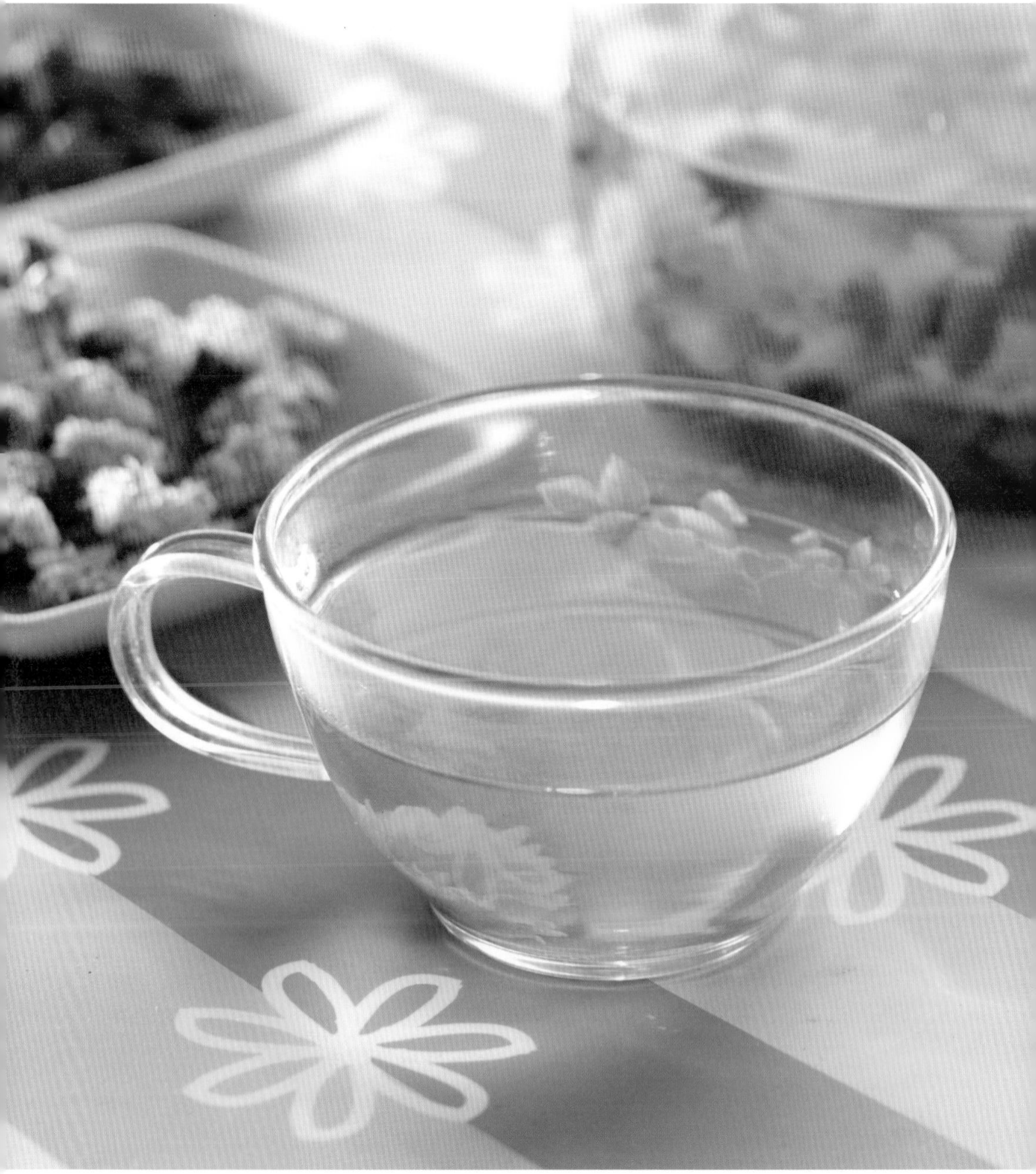

枸杞的傳說

傳說中國的一位老中醫李清雲，壽享二百五十六年，是清末民初的中醫藥學者，也是世界上著名的長壽老人。他曾因在中醫中藥方面的傑出成就獲得政府的特別獎勵，也常四處講學，期間曾有過許多西方學者來訪。李清雲一生娶過二十四個妻子，子孫滿堂，他認為自己健康長壽的原因有三：一長期素食，二心靜、開朗，三常年將枸杞煮水當茶飲。

為什麼要喝菊花枸杞明目茶

菊花枸杞明目茶，具有解毒、明目的功能。根據《本草綱目》記載：性甘、味寒，具有散風熱、平肝明目之功效，可以增強免疫功能，也能增加單核細胞吞噬能力，還能保護肝臟、降低血脂、補腎明目，是中醫常見的飲品，尤其長期用眼、熬夜工作的人更要多飲用。

菊花枸杞明目茶的功效

1. **清肝明目**：容易疲倦的人，菊花枸杞明目茶能同時清肝明目，兩者配合，一清一補，對眼睛有明顯的保護作用。
2. **生津解渴**：天氣變化時，口鼻若比較容易有乾燥的現象，常飲菊花枸杞明目茶具有緩解秋燥的作用。
3. **調降肝火**：如果長期有晚睡或熬夜習慣的人，多飲用可以降火氣。

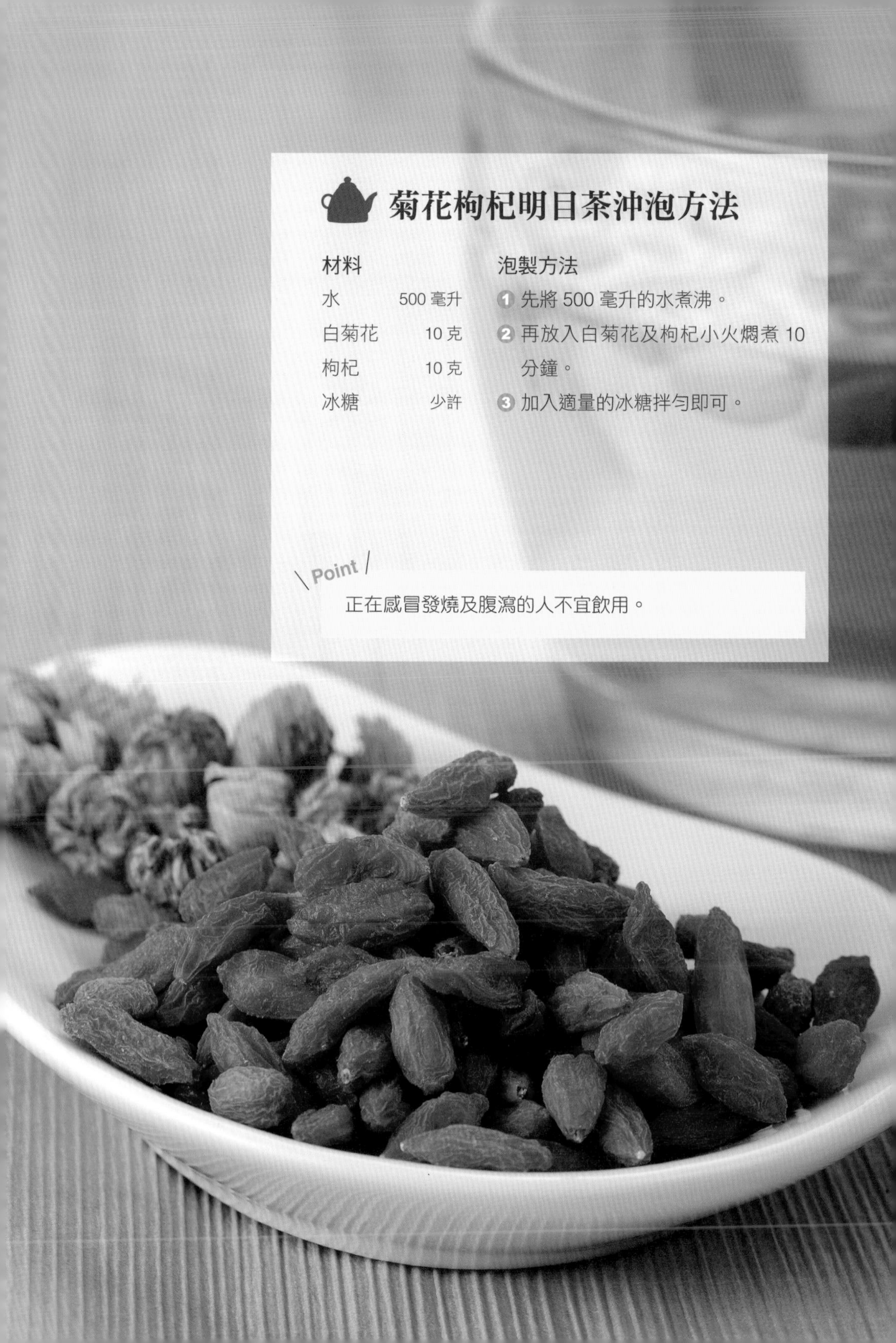

菊花枸杞明目茶沖泡方法

材料

水	500 毫升
白菊花	10 克
枸杞	10 克
冰糖	少許

泡製方法

1. 先將 500 毫升的水煮沸。
2. 再放入白菊花及枸杞小火燜煮 10 分鐘。
3. 加入適量的冰糖拌勻即可。

Point

正在感冒發燒及腹瀉的人不宜飲用。

保健養生 02

黑豆靈芝補腎茶

護肝養腎

黑豆能滿足人體對脂肪的需要求，還能降低血中膽固醇的作用，靈芝則負有多醣體，是對人體相當有益的珍貴藥材。

隨著國人對健康日益重視，政府對於蔬果農藥殘留、畜產肉品抗生素含量、海洋水產的戴奧辛沉積等食安的問題，都會嚴格把關，然而，尚有不知多少的食安未爆彈尚未浮上檯面，可能早已被我們吃下肚而不自知，因此，學習正確的排毒方法，就成了必要的功課之一。把身體內部的廢物及毒素排出去，才能保持身體健康。黑豆靈芝不但可以排毒更可增進肝臟機能，改善睡眠品質並提升免疫力，是養生健體的首選。

黑豆小檔案

黑豆的皮是黑色的，含有豐富花青素，是很好的抗氧化劑來源，能清除體內自由基，尤其是在胃的酸性環境下，抗氧化效果更好，能養顏美容、增加腸胃蠕動。

黑豆中含有豐富的維生素 E、這是一種抗氧化劑，而其組織中的粗纖維含量高達 4%，常吃黑豆可提供食物中的粗纖維，促進消化，防止便祕發生。

另外，根據中醫理論，「黑豆乃腎之穀」黑色屬水，水走腎，所以腎虛的人食用黑豆可以祛風除熱、調中下氣、解毒利尿，可以有效地緩解尿頻、腰痠、女性白帶異常及下腹部陰冷等症狀。

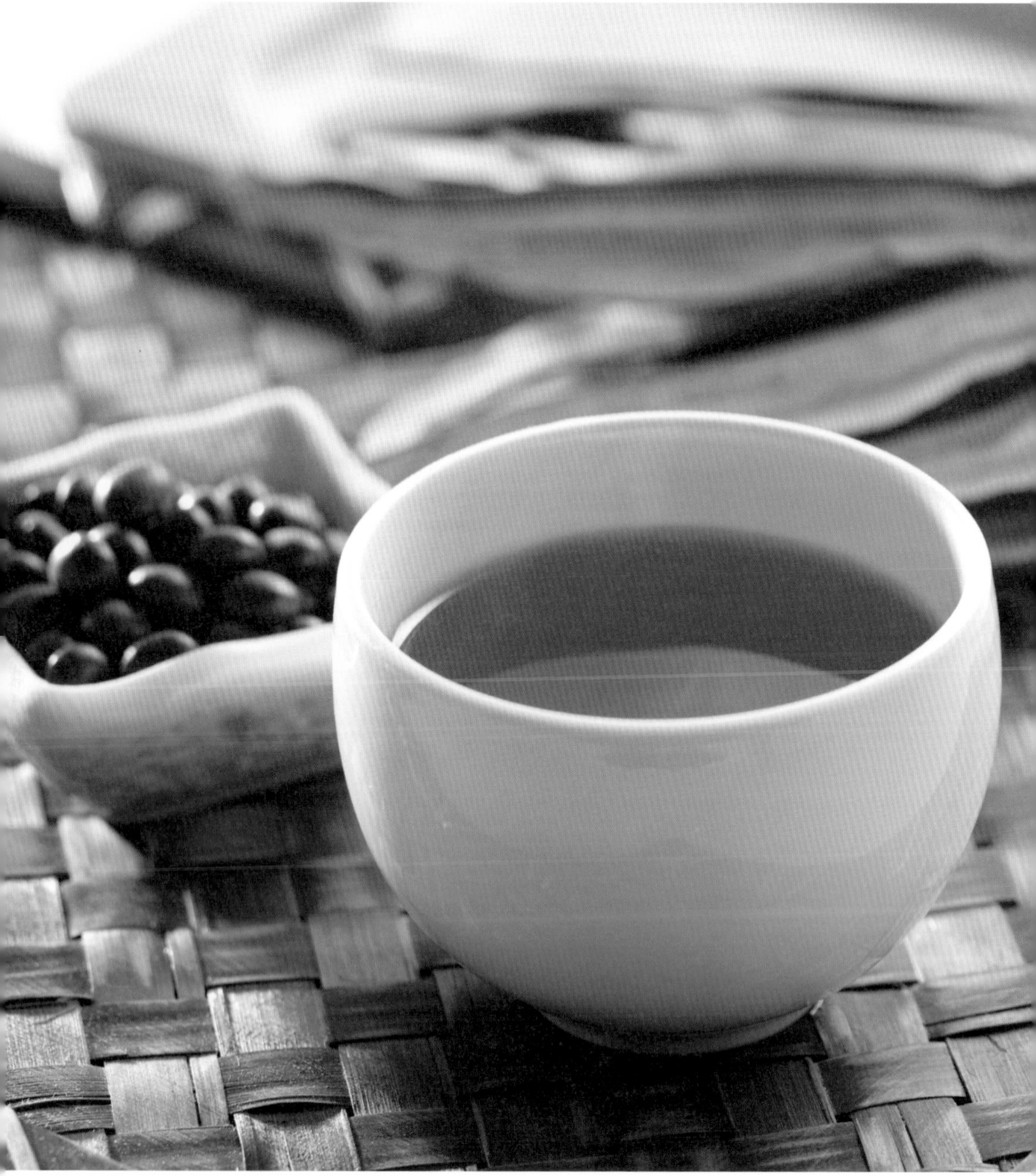

為什麼要喝黑豆靈芝補腎茶

黑豆蛋白質及胺基酸均相當豐富，植物固醇則可降低人體膽固醇的吸收。據《本草綱目》記載，常食黑豆，可百病不生。靈芝則可補五臟六腑之氣，提高人體免疫功能，保肝解毒，更能預防冠心病、心肌缺血及粥狀動脈硬化等心血管疾病。

黑豆靈芝補腎茶的功效

1. **增進人體免疫：**靈芝能促進白血球細胞增生，提高免疫球蛋白，能進而增強人體對疾病的抵抗力。
2. **改善肝臟機能：**抑制肝炎病毒，降低血清中轉氨酵素的含量，促進肝臟對藥物的代謝，有效改善肝臟功能。
3. **改善睡眠品質：**有安定、鎮靜等效用，睡眠品質不好的人喝了可以獲得改善。

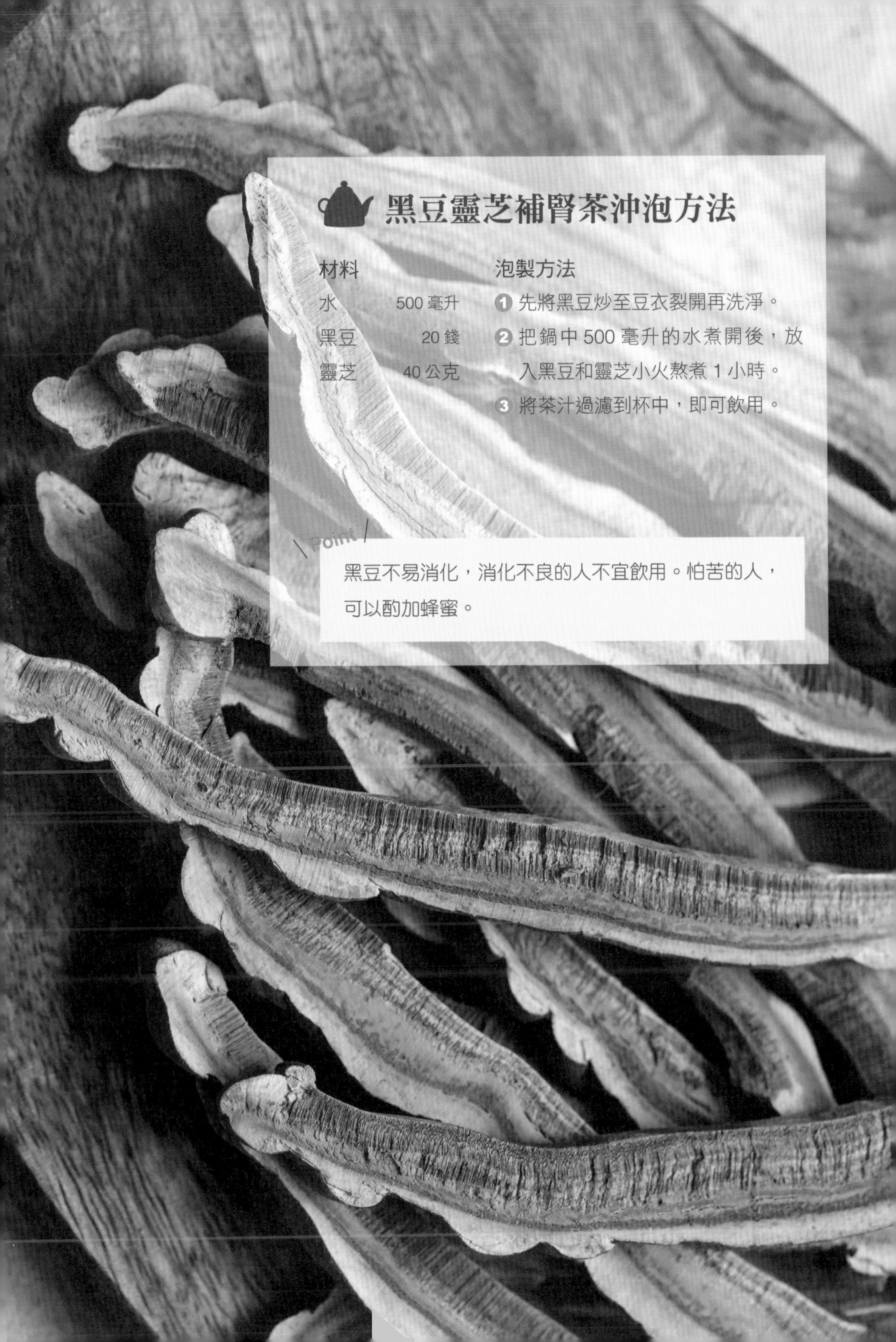

黑豆靈芝補腎茶沖泡方法

材料

水	500 毫升
黑豆	20 錢
靈芝	40 公克

泡製方法

1. 先將黑豆炒至豆衣裂開再洗淨。
2. 把鍋中 500 毫升的水煮開後，放入黑豆和靈芝小火熬煮 1 小時。
3. 將茶汁過濾到杯中，即可飲用。

Point

黑豆不易消化，消化不良的人不宜飲用。怕苦的人，可以酌加蜂蜜。

保健養生 03

鬱金丹參疏肝茶

護肝養腎

這裡的鬱金不是指我們常看到的鬱金香，而是它的塊根，它有保護肝細胞、促進肝細胞再生、去脂和抑制肝細胞纖維化的作用，能對抗肝臟毒性病變。

均衡適量的飲食非常重要，然而一般人對營養的攝取，遠超過身體所需。當攝取過多的熱量無法消耗，自然就會轉化成為脂肪，囤積在體內，慢慢變成肥胖，甚至形成脂肪肝，造成健康的負擔。所以我們要隨時注意自己的身體健康，不要讓脂肪肝形成，除了控制飲食外，飲用鬱金丹參茶可以疏肝解鬱、涼血清心，也是不錯的選擇。

為什麼要喝鬱金丹參疏肝茶

氣滯血瘀的症狀，包括頭暈、頭痛、胸脹痛，或是有健忘、失眠、心悸的現象，而

鬱金小檔案

鬱金，本品為薑科植物，原產於印度和印尼，約於西元6世紀時，由阿拉伯人引入歐洲，但現今西方人已很少用此植物作為辛香料，多以薑替代之。

鬱金分為黃鬱金、黑鬱金、白絲鬱金和綠絲鬱金4種，冬季莖葉枯萎後採挖，摘取塊根，除去細根，蒸或煮至透心，乾燥後切片或打碎，可生用，或也可礬水炒用。廣鬱金偏於行氣解鬱，川鬱金偏於活血化瘀。

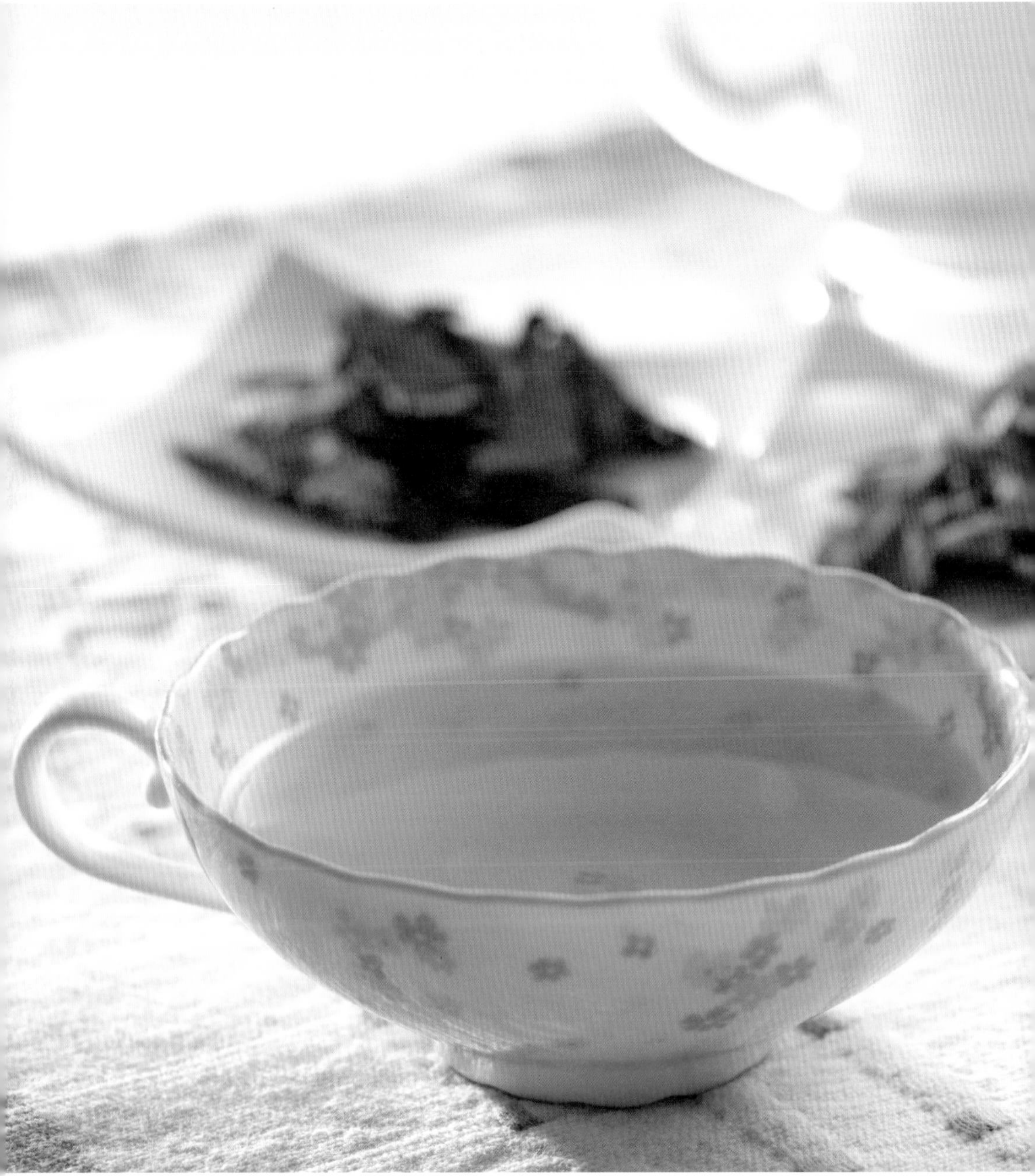

鬱金丹參茶具有活血效用，尤其適合女性飲用，生理期前沖服，可以舒緩生理痛，理氣活血。

鬱金丹參疏肝茶的功效

1. **心血管保健：**減丹參及鬱金都有活血化瘀的療效，能改善冠狀動脈供血不足及貧血症狀。
2. **降低脂肪肝：**減少脂肪囤積，預防脂肪肝的形成。
3. **預防生理痛：**女性若有經血不順、胸脹情況，飲用可以舒緩症狀。

鬱金丹參疏肝茶沖泡方法

材料

水	500 毫升
鬱金	5 克
丹參	5 克

泡製方法

1. 先將 500 毫升的水煮沸。
2. 放入鬱金及丹參，以小火燜煮 20 分鐘。
3. 過濾將茶汁倒出，即可飲用。

Point

陰虛無瘀滯者及孕婦忌用。

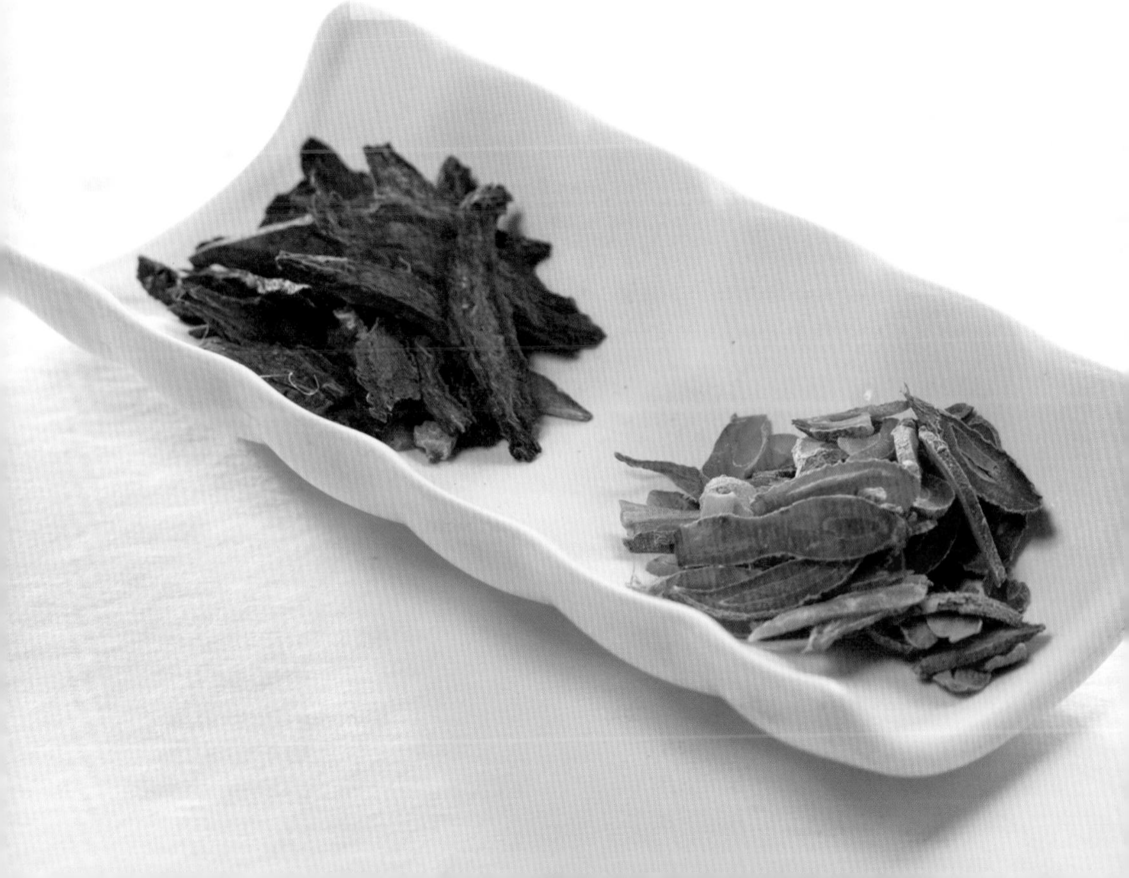

保健養生 04

夏枯草清肝茶

護肝養腎

夏枯草煮水喝有清肝火、降血壓的功效，適於體內乾熱、熬夜後出現頭暈、頭痛及眼紅者服用。與瘦肉一併熬成粥，同具效果。

熬夜工作的上班族或挑燈夜戰的莘莘學子，容易因為睡眠不足及壓力，出現火氣大、血壓升高、頭痛焦躁等症狀，有些人甚至因負面情緒或睡眠障礙而前去精神科求診。除使用藥物紓解急性症狀外，不妨也試試夏枯草清肝茶，舒壓降火氣，能使負面情緒得到控制及穩定。

夏枯草的歷史

神農是民間傳說中的藥仙，他解除眾生疾苦之偉績，千古傳頌。

從前有位書生名茂松，為人厚道，自幼

夏枯草小檔案

夏枯草為唇形科夏枯草屬植物夏枯草的花穗或全草，別名棒槌草、鐵色草、大頭花、夏枯頭，由於一到夏末就會全株枯萎，故名夏枯草。夏枯草入藥至少已有近 2 千年歷史，我國現存最早的藥學專著《神農本草經》對其已有記載：「味苦辛、寒。……名醫曰：一名燕面，生蜀郡，四月采。」《神農本草經》撰者不詳，「神農」為托名。其成書年代自古就有不同考論，有說成於秦漢時期，有說成於戰國時期。據此推論，2 千年前人們即已用夏枯草入藥。

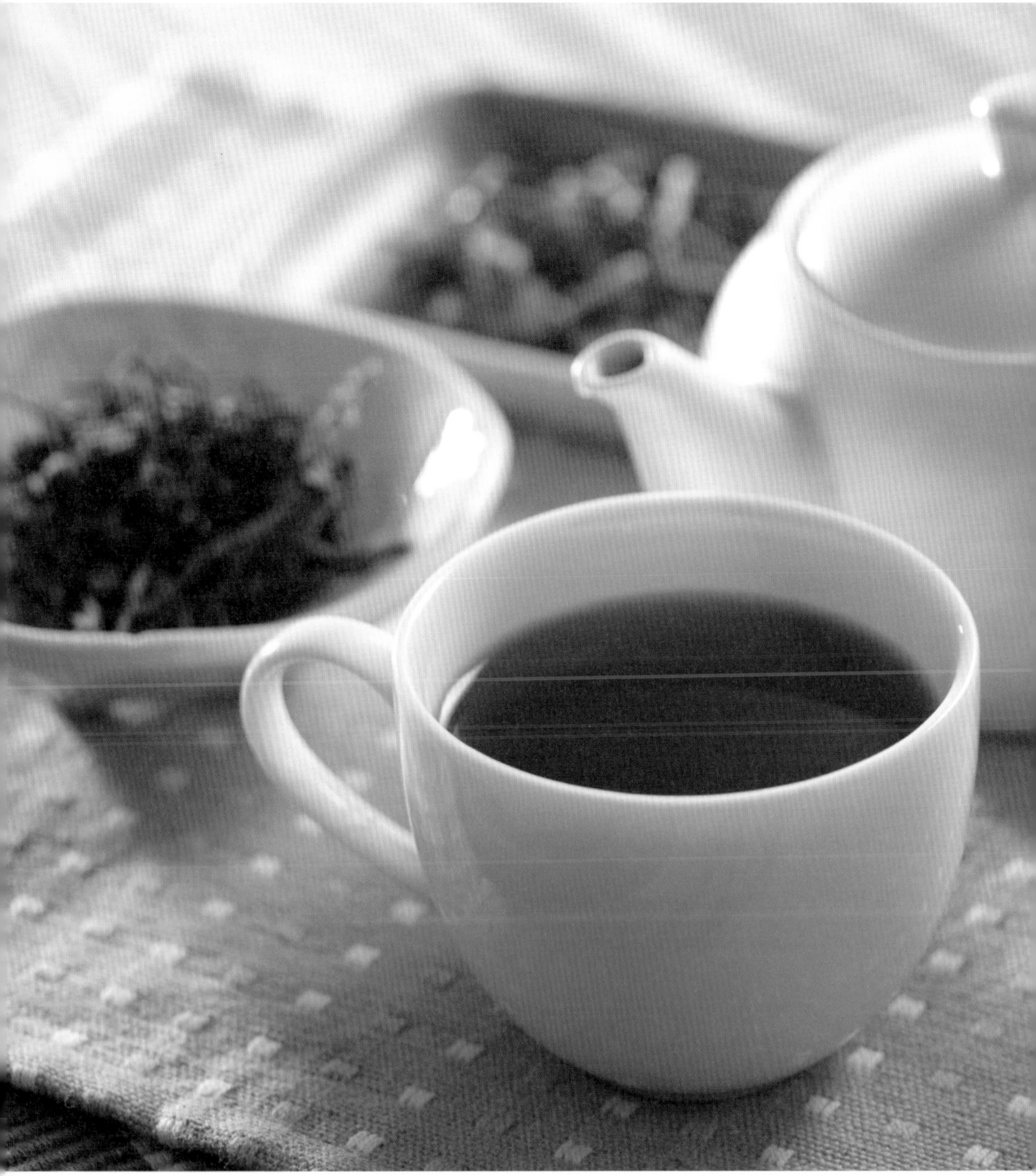

攻讀四書五經，但始終考不上，茂松因此積鬱成疾，頸部長出許多蠶豆大小的淋巴結核，形似鏈珠，求診多次都不見起色，病情越來越重。

父親為治茂松的病，不遠千里去尋找神農，希望能為兒子求得一線生機。一日，他來到一座山下，只見遍地綠草茵茵，白花豔麗，似入仙境。他剛想歇息，不覺竟昏倒在地。

原來，這百草如茵的仙境，竟是神農的藥圃。此時，神農正在給藥草澆水施肥，見狀急忙趕來救治。茂松的父親醒來後，便將自己的目的告訴神農，神農聽後，立即從草苑摘來藥草，對茂松的父親說：「用此草上端球狀部分，煎湯服用。」又說：「此草名『夏枯草』，夏天枯黃時採集入藥，有清熱散結之功效。」茂松的父親拿了「神草」便立即啟程回家，回到家中給茂松服下，果然痊癒。後來，父子二人廣種夏枯草，為民治病，深得人心。

為什麼要喝夏枯草清肝茶

長期飲用夏枯草清肝茶，對於常頭暈目眩、有失眠症狀的人，有改善效果。而中醫學的藥理中，也認為夏枯草在降血壓方面有明確的作用。

夏枯草清肝茶的功效

1. **清肝明目**：夏枯草清肝茶可減輕肝臟的負擔，並達到保護眼睛的效用，是常須用眼、熬夜疲勞者必備茶方。
2. **降低血壓**：長期需依賴藥物控制血壓者，可搭配此茶方，達到輔助功效。
3. **治療失眠**：有鎮定情緒的效果，容易失眠的人可以經常飲用。

夏枯草清肝茶沖泡方法

材料

水	500 毫升
夏枯草	10 克
車前草	10 克

泡製方法

1. 夏枯草及車前草洗淨瀝乾。
2. 將所有材料放入，加水一起滾煮 3 分鐘。
3. 濾渣後即可飲用。

\ Point /

夏枯草性寒，脾胃虛弱、容易腹脹、拉肚子的人不宜飲用太多。

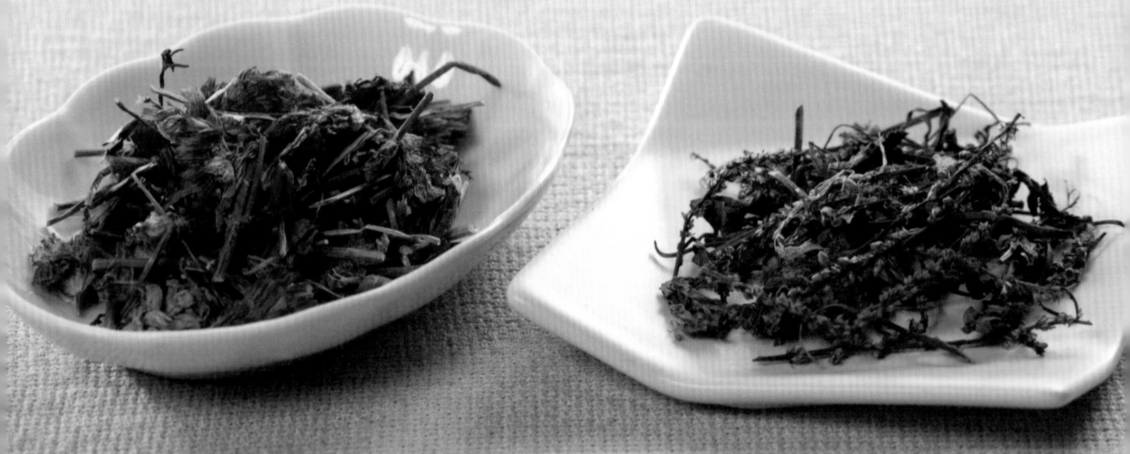

保健養生 05

杜仲舒筋黑豆茶

護肝養腎

杜仲具補肝腎、強筋骨功效，黑豆則抗炎、利尿，能舒緩關節疼痛，無論是上班族、產後婦女，甚至是轉骨中的青少年，都相當適合這道茶方。

上班族久坐、久站，長期維持固定姿勢，肌肉緊繃、韌帶過度伸展，會造成肩頸及腰背疼痛。此時，杜仲舒筋黑豆茶就是紓解痠痛的最佳茶方。杜仲能養肝補腎，固精強筋，黑豆則能活血通絡、抗炎祛濕，簡單沖泡，就能逐漸改善腰痠背痛的困擾。產後婦女月中飲用杜仲舒筋黑豆茶，能補腎氣精血，避免留下腰痠後遺症，黑豆則可發奶消水腫。此外，青春期正在發育的孩子也相當適合飲用這道茶方，把握黃金成長期，才不會錯過長高的時機。

杜仲小檔案

杜仲又名絲連皮、扯絲皮、絲棉皮、玉絲皮、思仲等，屬落葉喬木。杜仲是我國特有樹種，經濟價值很高，資源稀少，杜仲葉面呈橢圓形或卵形，氣味，味微苦，在它生長最旺盛，或在花蕾將開放，或在花盛開而果實種子尚未成熟時採收，以做杜仲茶，具有降血壓、補肝腎，強筋骨，安胎氣等功能。

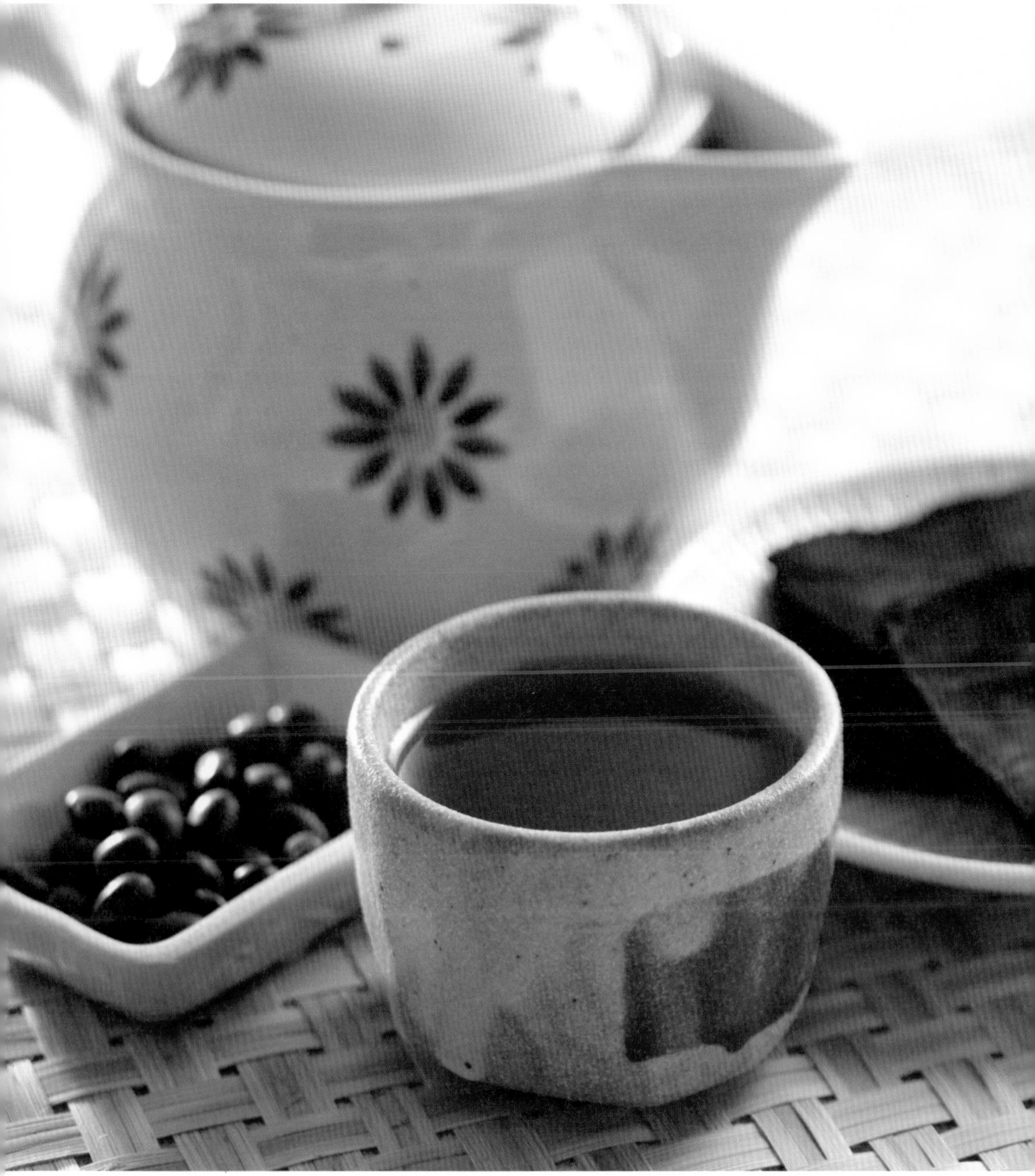

杜仲的歷史

杜仲是中醫傳統中藥材，李時珍在《本草綱目》載杜仲：「入肝補腎、補中益精氣，堅觔骨、強志，治腎虛腰痛，久服，輕身耐老。」杜仲列為中藥上品已有二千多年的歷史。李時珍曰杜仲「久服輕身耐老」，這說明了杜仲有病治病，無病保健的功效。

為什麼要喝杜仲舒筋黑豆茶

杜仲舒筋黑豆茶有改善肌肉血液循環，能減脂增肌，使運動的效果倍增。

杜仲舒筋黑豆茶能代謝體內不必要水分及脂肪，對治療便祕也相當有效。同時，它還具保持體溫的作用，能提高人體全身基礎代謝功能。

杜仲舒筋黑豆茶的功效

1. **幫助腸胃暢通**：有便祕困擾的人，飲用對於便祕可以獲得有效的改善，可以排出毒素，也會讓肌膚變得有光澤。
2. **降低高血壓**：可促進血液循環，預防高血壓。
3. **強健筋骨**：可以活筋疏骨，如果有跌撞傷，飲用活筋骨茶也有舒緩的效果。
4. **補氣提神**：經常熬夜加班，導致白天工作疲累，飲用可以迅速恢復精神、保持好體力。

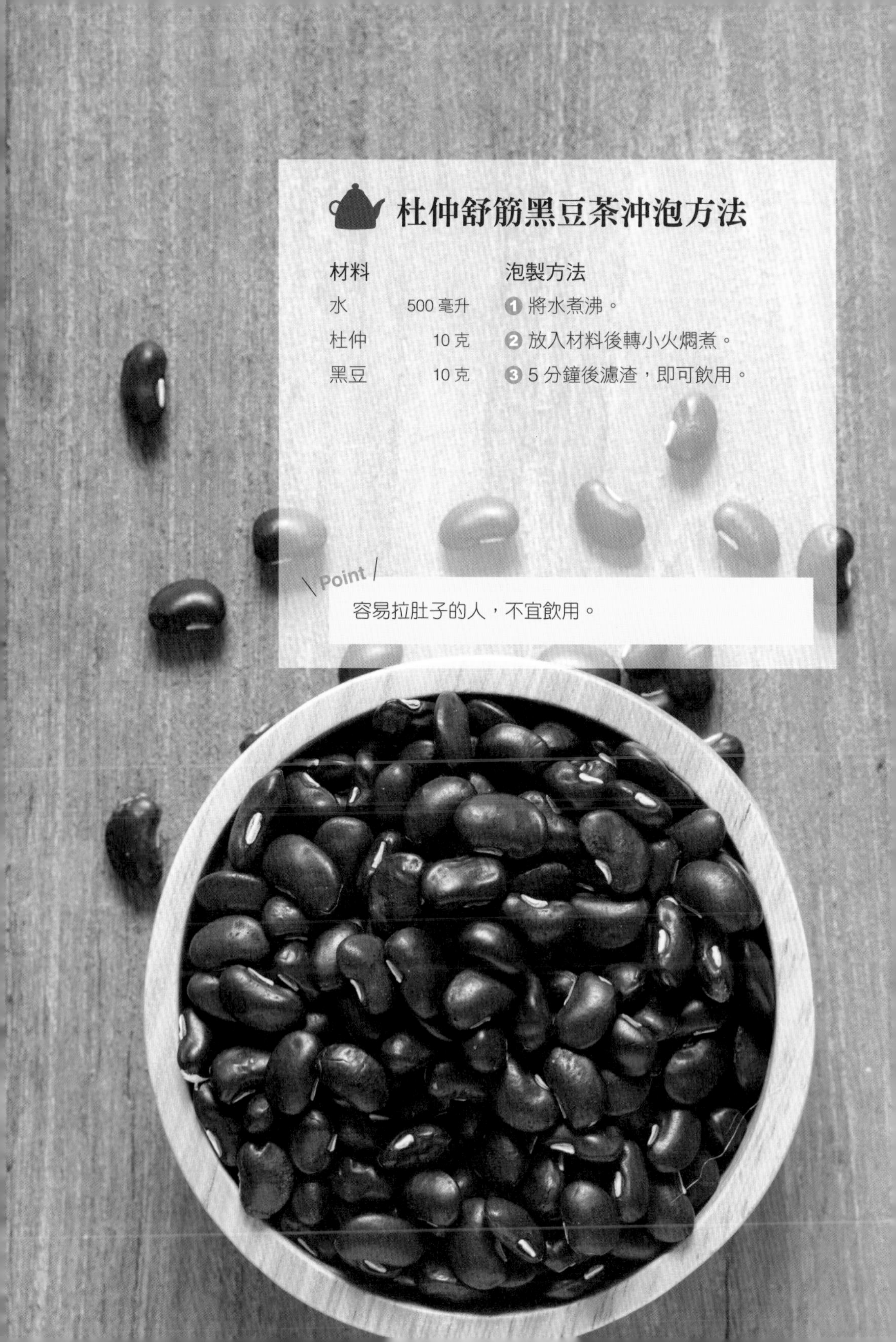

杜仲舒筋黑豆茶沖泡方法

材料		泡製方法
水	500 毫升	❶ 將水煮沸。
杜仲	10 克	❷ 放入材料後轉小火燜煮。
黑豆	10 克	❸ 5 分鐘後濾渣，即可飲用。

\ Point /

容易拉肚子的人，不宜飲用。

保健養生 06

行血補氣

三七氣血茶

「三七汽鍋雞」是雲南傳統名菜，食後有養氣補虛之功，不僅當地人趨之若鶩，更聲名遠播至世界各地。

三七能活血、止血，是珍貴的食療方，《本草綱目拾遺》讚之：「人蔘補氣第一，三七補血第一，味同而功亦等，故稱人參三七，為中藥中之最珍貴者。」三七能止血、活血化瘀，對於跌打損傷、手術、女性產後出血及經血不止，都有絕佳療效。

三七也可通暢氣血，幫助細胞合成，促進新陳代謝並增強免疫系統。對於慢性疾病患者，也有調節血糖、降低血脂及膽固醇的功效，維持心血管健康與彈性，避免血脂或血塊堆積，造成動脈阻塞或硬化。

三七小檔案

三七為五加科人參屬植物，又叫田七，因枝分三叉，葉為七片，故稱為三七，是著名中藥材。三七有止血作用，能縮短凝血時間，抑制血小板凝聚，促進纖溶，並使全血黏度下降；能降低心肌耗氧量，增加冠脈流量及心輸出量，以抗心律失常；有鎮靜、鎮痛及抗炎療效，亦可保肝、調節血糖代謝、抗衰老並增強腎上腺皮質作用，亦可消炎抗癌。

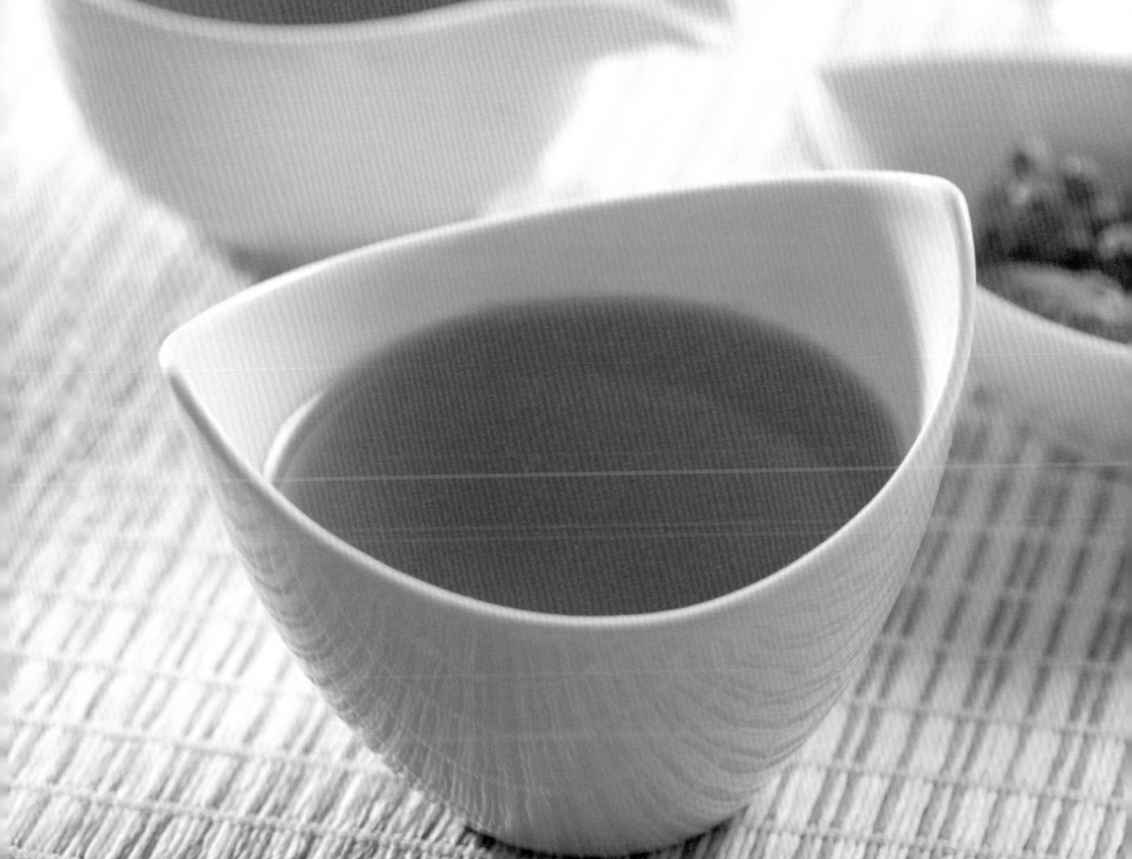

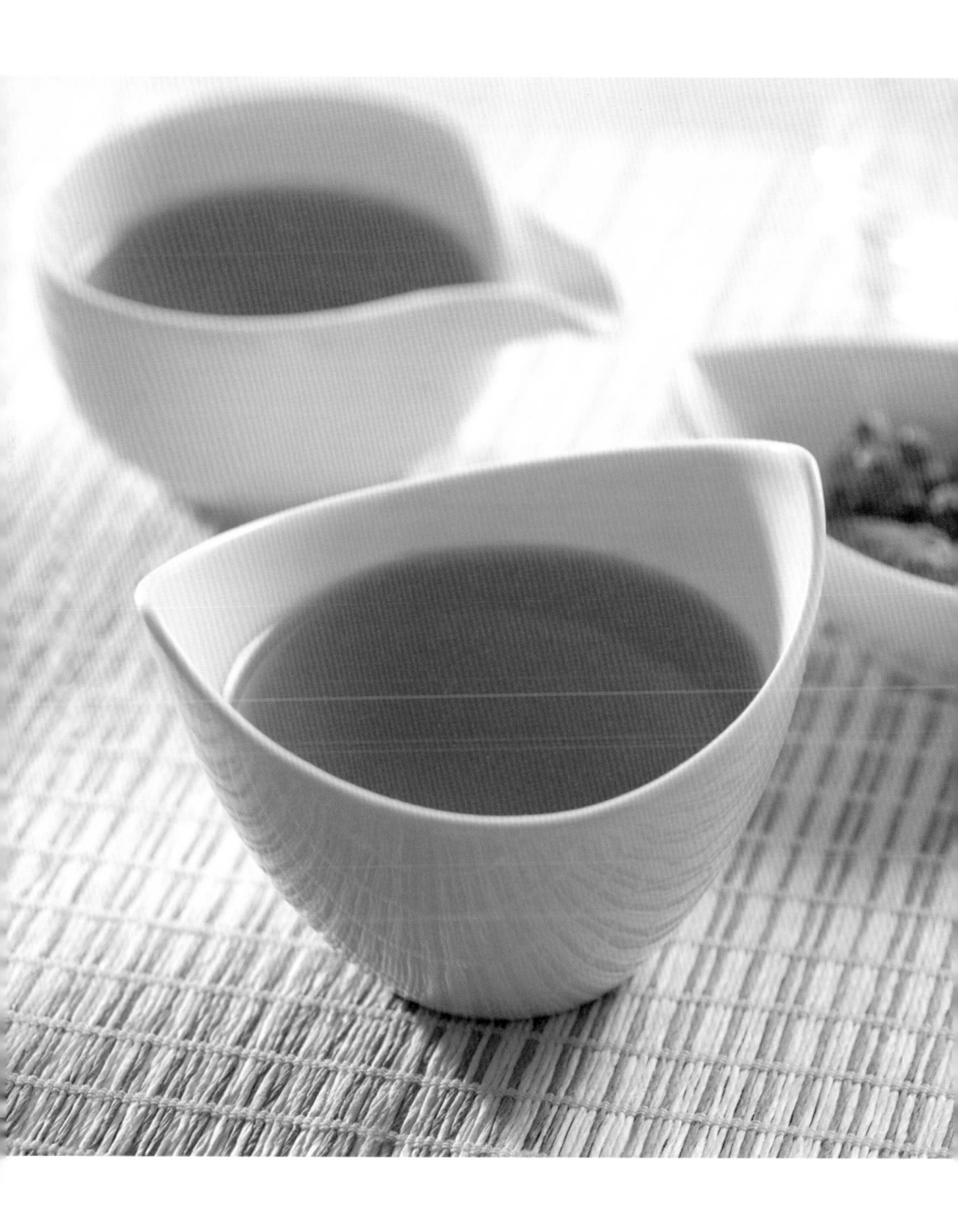

為什麼要喝三七氣血茶

三七藥食同源的歷史悠久，被中醫視作極其珍貴之藥材。三七具「生打熟補」功效，生服能活血化瘀、消腫止痛，參治跌打勞傷；熟服三七（用雞油或其他油將生三七炸黃，即成熟三七）能補血強身。三七與人參一樣含有四環三萜等補養成分，甚至比人參含量還高。三七所含的酮類化合物，能促進血液迴圈，擴張冠狀動脈，增加冠脈血流量，降低心臟耗氧量，減輕心肌工作負擔。

三七氣血茶的功效

1. **保護肝臟：**三七的根莖入藥可補脾益肝，常飲可以保護肝功能的運作。
2. **舒緩胸悶：**可改善煩躁、頭目脹痛、心跳加速、胸悶、心慌等症狀。
3. **降膽固醇：**經常外食，且膽固醇過高的人，飲用三七氣血茶，可收降低脂肪及膽固醇囤積之效。

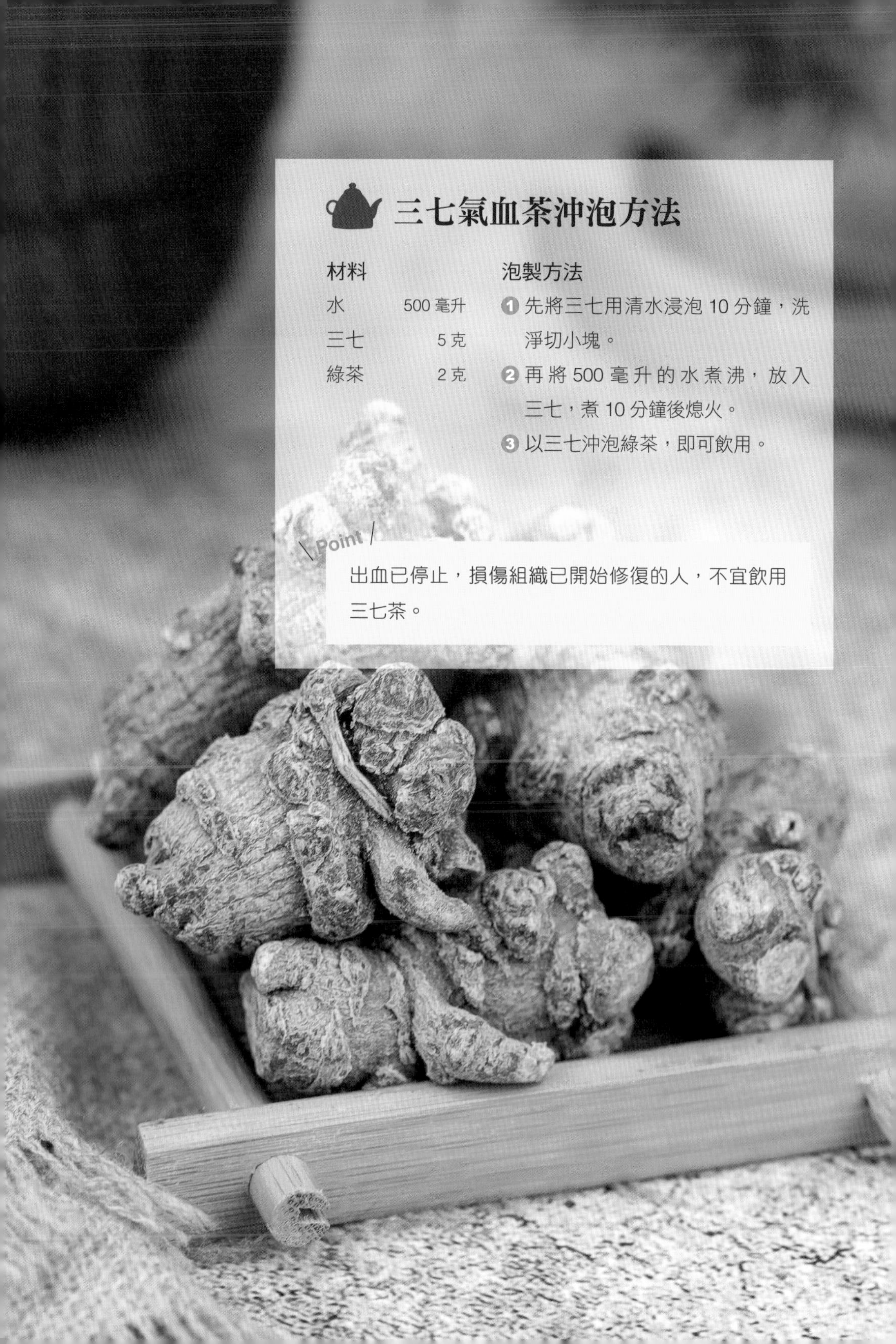

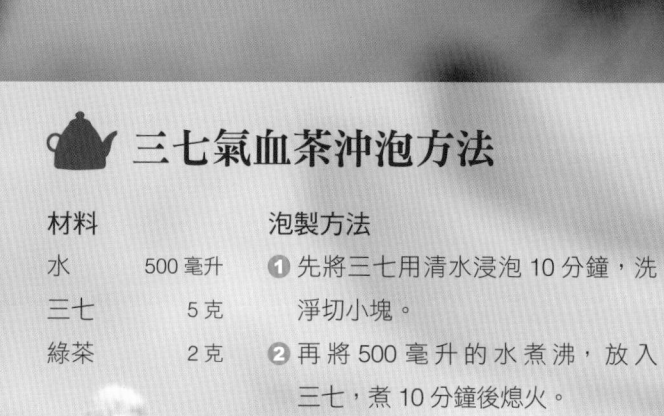

三七氣血茶沖泡方法

材料

水	500 毫升
三七	5 克
綠茶	2 克

泡製方法

1. 先將三七用清水浸泡 10 分鐘，洗淨切小塊。
2. 再將 500 毫升的水煮沸，放入三七，煮 10 分鐘後熄火。
3. 以三七沖泡綠茶，即可飲用。

\ Point /

出血已停止，損傷組織已開始修復的人，不宜飲用三七茶。

保健養生 07

行血補氣

當歸川芎行血茶

還在忍受一個月一次的生理痛嗎？別再忍了，試試行血茶吧，它能解決惱人的生理痛問題，還能補血、補氣色呢。

每月的經痛可能是許多女性朋友的嚴重困擾，多數人會吃止痛藥來舒緩，但這不僅治標不治本，還會加重腎臟的負擔。只要在經期注意保暖、避免感冒、多休息，並且為自己煮杯當歸川芎行血茶，就可以改善疼痛。

當歸的歷史

傳說在山林裡住著一對小夫妻，兩人相依為命，感情要好。然而，妻子不幸得了婦女病，日漸消瘦，丈夫心中難受，但方法用盡，仍治不好妻子的病。

某日，丈夫到山裡替妻子採藥，迎面遇

當歸小檔案

當歸為多年生芳香草本，主要利用部位為根部，具有活血、補血、調經止痛及潤腸通便功效。根部含維生素 B_{12}、蔗糖、β-谷甾醇、脂肪酸、亞葉酸或檸膠因子、菸酸及生物素等類似物質。其味甘、辛、性溫，入心、肝、脾三經，為傳統的婦科聖藥，在台灣屬藥食同源作物之一。

此外，當歸還具有抗脂質過氧化作用，能直接消除自由基，抑制氧化反應和自由基反應，並能與生物膜磷脂結合，保護膜脂質抵抗自由基對組織的損害，故具有抗氧化能力。

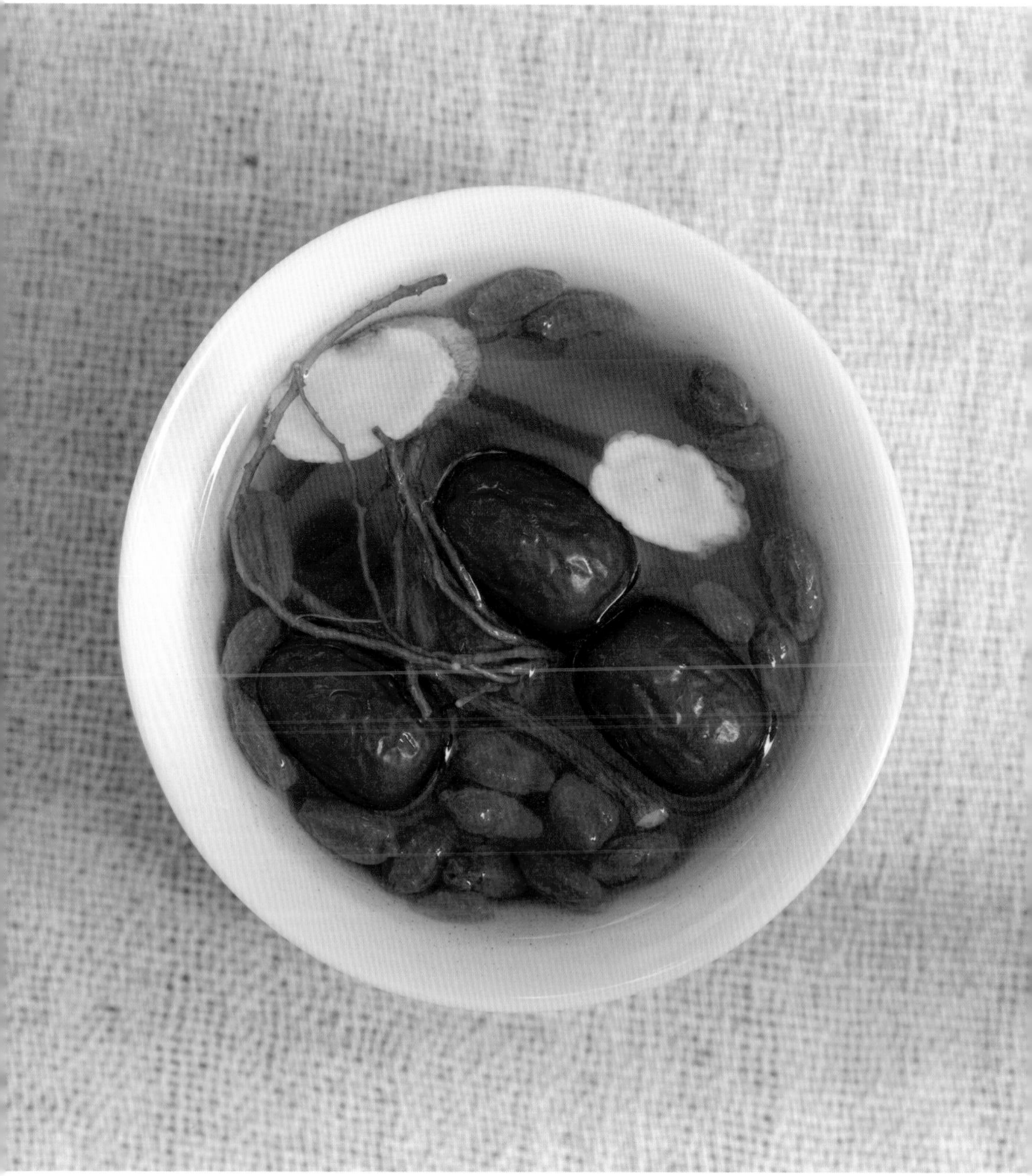

上一位白髫老人。老人嘴裡吐出一顆紅珠，說：「帶著這顆紅珠，它能治好你妻子的病。但千萬記住，這是顆寶珠，落在好人手裡能治百病，落到壞人手裡就會害人！」丈夫正要道謝，老人竟已無影無蹤，才曉得自己竟遇到了神仙。

誰知一群強盜在樹林裡目睹一切，便將丈夫團團圍住，逼他交出寶珠。丈夫想到神仙的叮囑，便一口把寶珠吞下。強盜一氣之下殺了丈夫，破肚翻找，卻找不到寶珠，只好隨便挖坑把丈夫埋了。

妻子等不到丈夫返家，一晃眼數月過去，心中焦急，終於病倒了。丈夫生日當天，妻子支撐起床，弄點酒菜，等著丈夫回來過壽。等到半夜，妻子不支睡去，竟夢見丈夫渾身是血地回家，告訴她自己被強盜害死，埋在山林的洞裡。

妻子哭醒過來，摸黑跑向林間，來到夢中丈夫所言之處，果然看到一堆黃土。妻子跪地大哭，淚水打濕墳土，竟長出一棵紅色嫩苗，苗根的樣子像個人形，不僅有頭顱、軀幹，還有四肢。妻子心想，這莫非是丈夫化身？她輕輕挖出嫩苗，小心翼翼地帶了回家。

返家後，妻子的病奇蹟似地痊癒，認為一定是丈夫庇佑，便將幼苗栽下，每天細心照料。來年春天，幼苗開花結籽，妻子將之分送眾人，自此，這人型植物能治婦女病的傳聞不脛而走，遂成主藥。人們都說這藥當是丈夫變的，取其名中「貴」字，將之命名為「當歸（貴）」。

為什麼要喝當歸川芎行血茶

此茶方可平衡女性荷爾蒙、減少疲累感及恢復精力，生理期飲用可以補血，平時飲用則可助強健生殖系統、改善內分泌失調。

當歸川芎行血茶的功效

1. **保護腸胃**：對大腸桿菌、傷寒及變形桿菌等有輕度抑制作用，可保腸胃健康。
2. **提高免疫力**：當歸可促進淋巴細胞的轉化作用，對免疫功能不好的人，有調解及恢復的作用。
3. **預防失智症**：當歸能改善三氯化鋁所致的退化，能改善失智情形。
4. **改善氣血循環**：能有效促進血紅蛋白及紅血球的生成，改善貧血，對於女性經期不順、痛經等，都有很好的療效。

當歸川芎行血茶沖泡方法

材料		泡製方法
水	500 毫升	❶ 當歸和川芎洗淨，放入杯中。
當歸	6 克	❷ 倒入 500 毫升煮沸的熱水。
川芎	3 克	❸ 燜 10 分鐘後，濾渣後飲用。

Point

當歸偏熱性，體質燥熱、腸胃功能較差、孕婦及月經過多者勿飲。也可隨喜好加入枸杞、大棗並服。

保健養生 08

行血補氣

理中補氣湯

理中湯又叫人參湯，它能溫中除寒，治理中焦脾胃，而其中的乾薑還能祛除體內寒氣，對女性朋友來說，是一道必備的茶飲。

許多人都曾有這樣的經驗：以蹲姿維持一段時間後，起身即出現頭暈、耳鳴的的狀況，這就是典型的「姿勢性低血壓」。老一輩認為這是氣虛所導致的狀況，故會建議用理中補氣湯改善。

理中補氣湯除可減少氣虛的狀況，也很適合腸胃不好的人飲用，既可保護腸胃，又可補體質的虛弱。

黨參的歷史

秦始皇統一中國後，把全國分為三十六郡，現在山西省長治市及平順縣一帶就是那

黨參小檔案

黨參為桔梗科多年生草本植物黨參、素花黨參或川黨參的乾燥根，主要生於山地林邊及灌叢中，因以山西上黨參為最有名，故名黨參。黨參植物根圓柱形，表面淺灰色，內有菊花心，性狀與人參類似，但分枝較少，僅根上端1～3公分部分有環紋。質稍軟，斷面裂隙少，全體有縱皺紋及散在的橫長皮孔，支根斷落處常有黑褐色膠狀物，有特殊香氣，味微甜。

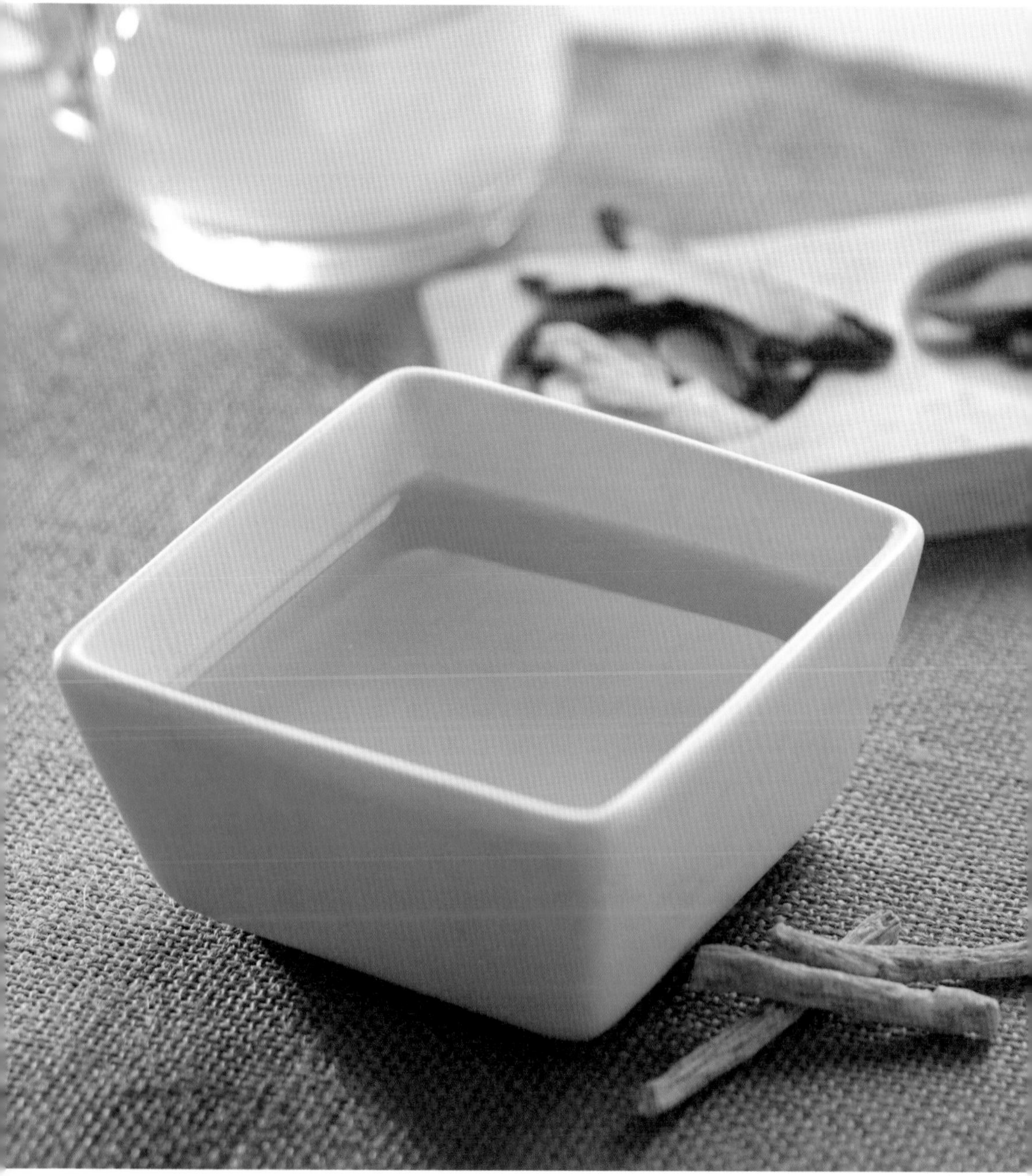

時的上黨郡。相傳隋文帝時，上黨郡的一戶人家，每夜都聽到宅後有人呼叫，但又始終不見其人，後來在離家一里多的地方，發現一棵植物的枝葉不同尋常，於是向下挖掘，深達五尺，得見根部，形如人體，似有四肢。自從挖出之後，那戶人家就再也沒有聽到呼叫聲了，此事傳揚出去，人們認為這是得地之精靈的神草。

為什麼要喝理中補氣湯

理中湯適合體質偏虛的人飲用，黨參可補氣、改善疲勞，加入乾薑可以加強溫暖胃腸及利水的功能；加入白朮則可以去除胃內過多的水分；加入甘草則對補胃腸虛弱有特殊的效果。

理中補氣湯的功效

1. **保護腸胃**：因為黨參可以保護腸胃虛弱，有急慢性胃腸炎及消化性潰瘍等，飲用可以舒緩症狀。
2. **減輕疼痛**：理中湯可以減少心臟病及舒緩肋間神經疼痛。
3. **養氣補血**：可補氣虛，常飲可減少疲勞及貧血的狀況。

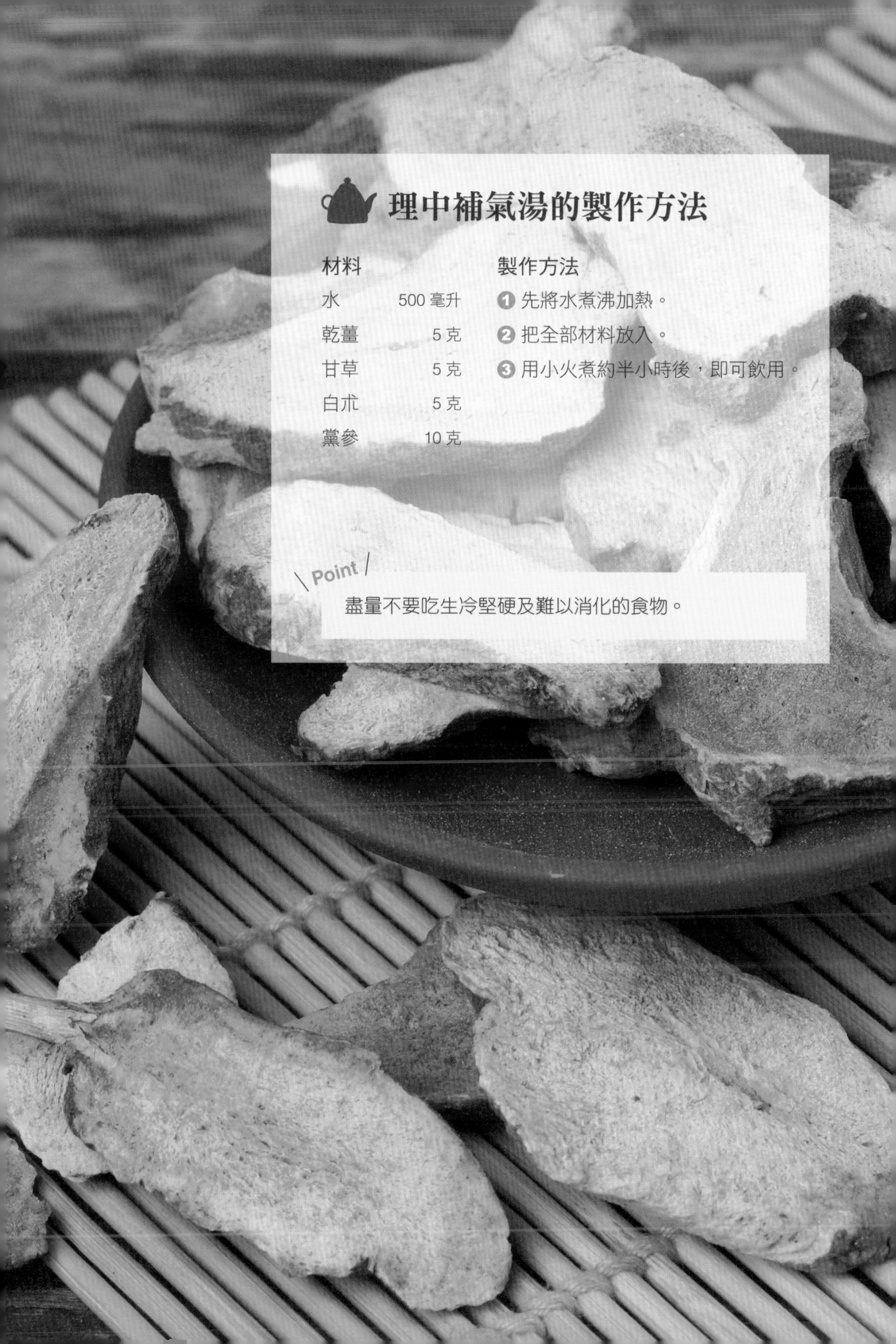

理中補氣湯的製作方法

材料	
水	500 毫升
乾薑	5 克
甘草	5 克
白朮	5 克
黨參	10 克

製作方法

1. 先將水煮沸加熱。
2. 把全部材料放入。
3. 用小火煮約半小時後，即可飲用。

Point

盡量不要吃生冷堅硬及難以消化的食物。

保健養生 09

蜂蜜牛奶元氣飲

行血補氣

牛奶和蜂蜜是補充能量的最佳拍檔，蜂蜜是單糖，有較高的熱量可以直接被人體吸收；而牛奶營養價值高，但熱量卻低，一起飲用，營養全面。

蜂蜜牛奶是款四季皆宜的飲方，夏日悶熱、不思飲食時，可補充人體所需能量並促進食欲，也可作為冬季驅寒、舒緩疲勞的暖心飲品。蜂蜜易於人體吸收，並含有豐富的鎂，能鎮靜大腦中樞系統、調節壓力及情緒。作為中藥方，主消炎潤肺，治過敏及久咳不癒，晨飲可迅速補足元氣，潤腸解宿便。牛奶中的維生素A可抗氧化、預防感染，舒緩掉髮及皮膚乾燥，改善乾眼症夜盲症的情形；維生素B_2則能潤澤肌膚、預防口角炎及眼睛病變，是人體重要的營養來源之一。

蜂蜜小檔案

蜂蜜，是蜜蜂從花中採得的花蜜，並在蜂巢中釀制的蜜。蜜蜂從植物的花中採取含水量約為80%的花蜜或分泌物，存入自己第二個胃中，在體內轉化酶的作用下經過30分鐘的發酵，再回到蜂巢中吐出，蜂巢內溫度經常保持在35℃左右，經過一段時間。水分蒸發，成為水分含量少於20%的蜂蜜，存貯到巢洞中，用蜂蠟密封。

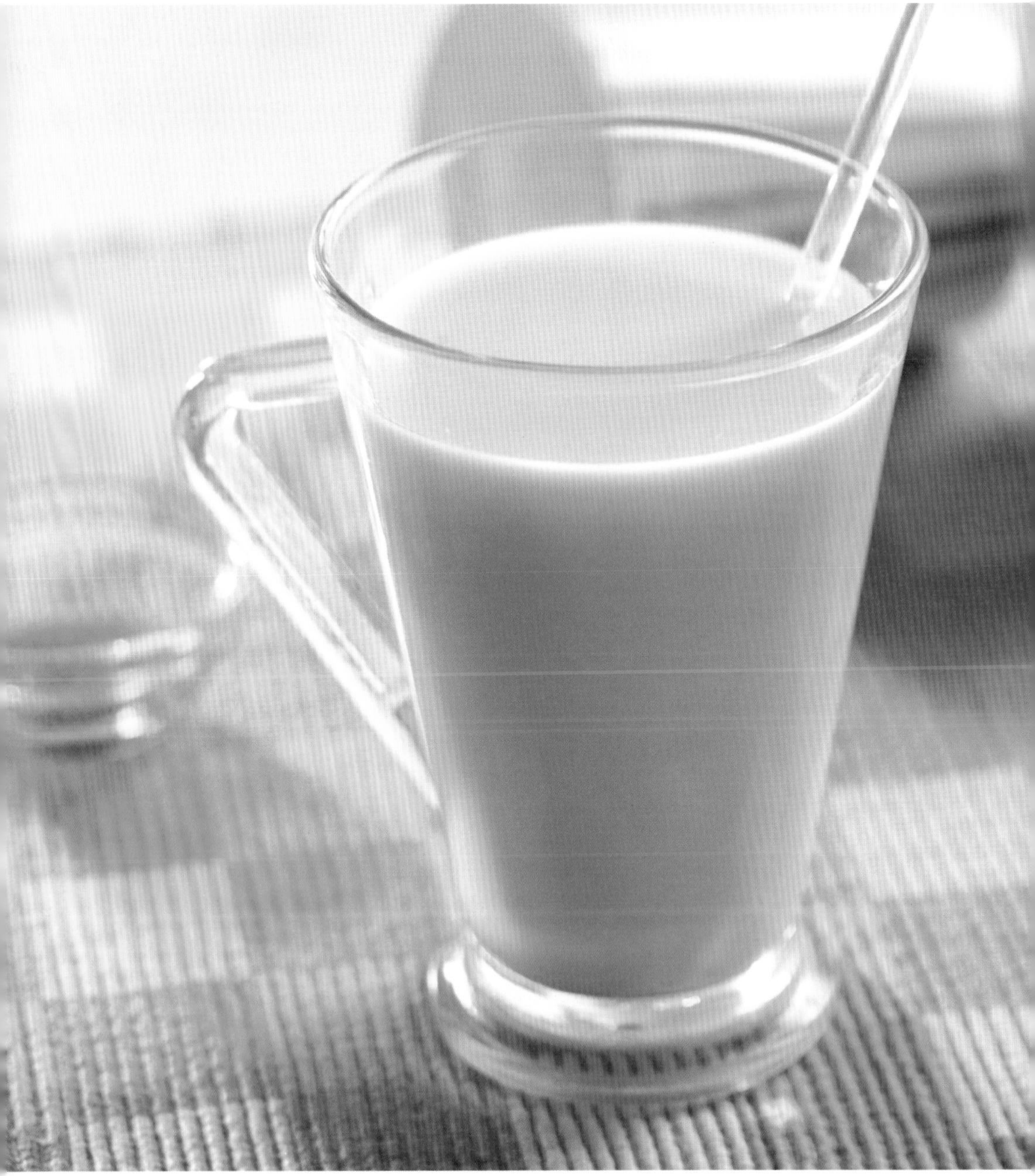

蜂蜜的歷史

蜂蜜在中國古代醫學上應用廣泛，我們的祖先自古就用蜂蜜治療許多疾病。李時珍在《本草綱目》闡述了蜂蜜的藥用功能：「清熱也，補中也，解毒也，潤燥也，止痛也。」服用蜂蜜可促進消化吸收、增進食欲、鎮靜安眠，並提高機體的免疫功能，特別適合虛弱無力、神經衰弱、病後恢復期、發育異常、營養不良者沖服。

為什麼要喝蜂蜜牛奶元氣飲

經常飲用蜂蜜牛奶，可以提高血液中紅血球及血紅蛋白的數目，並有效改善頭暈、疲勞等貧血症狀。因為牛奶成分含有人體每日不可或缺的各種維生素、礦物質、鈣質，而蜂蜜富含有維他命B群及天然的維他命C、鐵、蛋白質，增強免疫力並活化細胞。

蜂蜜牛奶元氣飲的功效

1. **改善缺鐵性貧血：**缺乏鐵的人常會有貧血、頭暈的狀況，飲用可以改善症狀。
2. **養顏美白：**含有豐富的蛋白質及維他命C等，每日攝取可以預防衰老，排除體內毒素，進而達到美白功效。
3. **舒緩生理痛：**每晚睡前喝一杯加一勺蜂蜜的熱牛奶，可以舒緩解決生理期疼痛。
4. **預防骨質疏鬆：**蜂蜜牛奶中含有豐富的鈣質、維生素等可以促進骨骼發育，增加骨質密度，預防骨質流失。

蜂蜜牛奶元氣飲的沖泡方法

材料		泡製方法
牛奶	250 毫升	❶ 先將蜂蜜倒入杯底。
蜂蜜	20 毫升	❷ 加入牛奶，拌勻後即可飲用。

\ Point /

沖泡蜂蜜時，牛奶溫度不宜超過 40℃，以免破壞維生素及其他營養成分。糖尿病患者慎服，1 歲以下嬰兒禁飲，避免感染大腸桿菌。

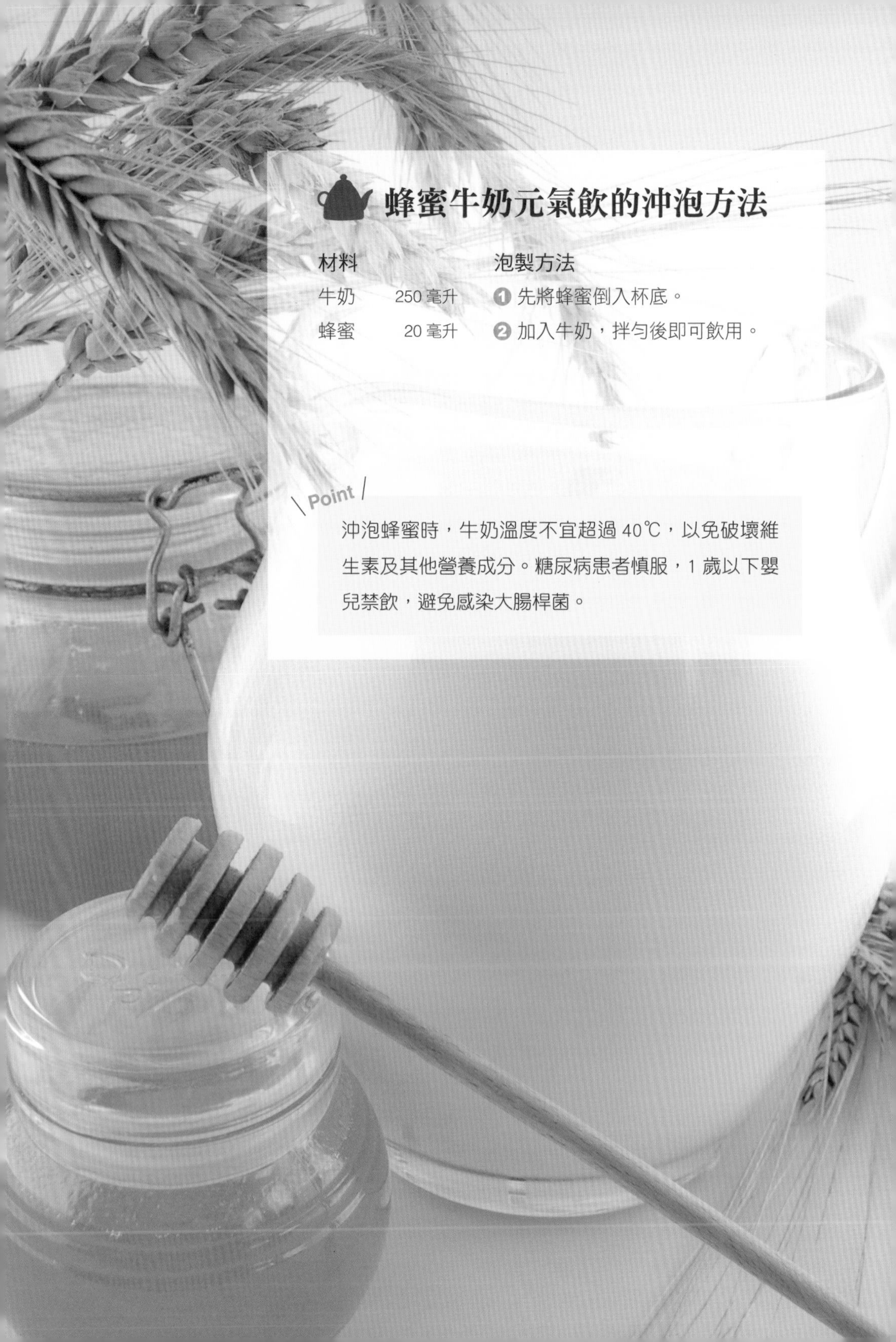

保健養生 10

行血補氣

百合補血茶

百合是指中藥材裡的百合，而不是百合花的百合，中醫上說鮮百合具有養心安神、潤肺止咳的功效，對病後虛弱的人非常有益，尤其是它的強效補血功能，生理期排血不順的女性可以多喝。

許多女性都有經期不順的困擾，先天體質虛弱、氣血不足，或因為壓力過大，造成內分泌失調導致經期紊亂。

曾有患者因生理期經常不適，備感困擾，便前來求診。我建議她可以沖服百合補血茶，果然一段時間後，症狀便獲得了很大的改善。事實上，百合補血茶不只對婦科十分有效，對一般血液循環不暢也有很好的治療效果。

本茶方中的百合非指新鮮的百合花瓣，而是乾燥的百合，除前述補血功效以外，也可潤肺止咳，適合肺熱型久咳的患者。

百合小檔案

百合除含有澱粉、蛋白質、脂肪及鈣、磷、鐵、維生素 B_1、B_2、C 等營養素外，還含有一些特殊的營養成分，如秋水仙鹼等多種生物鹼。這些成分綜合作用於人體，不僅具有良好的營養滋補之功，而且還對秋季氣候乾燥引起的多種季節性疾病有一定的防治作用。

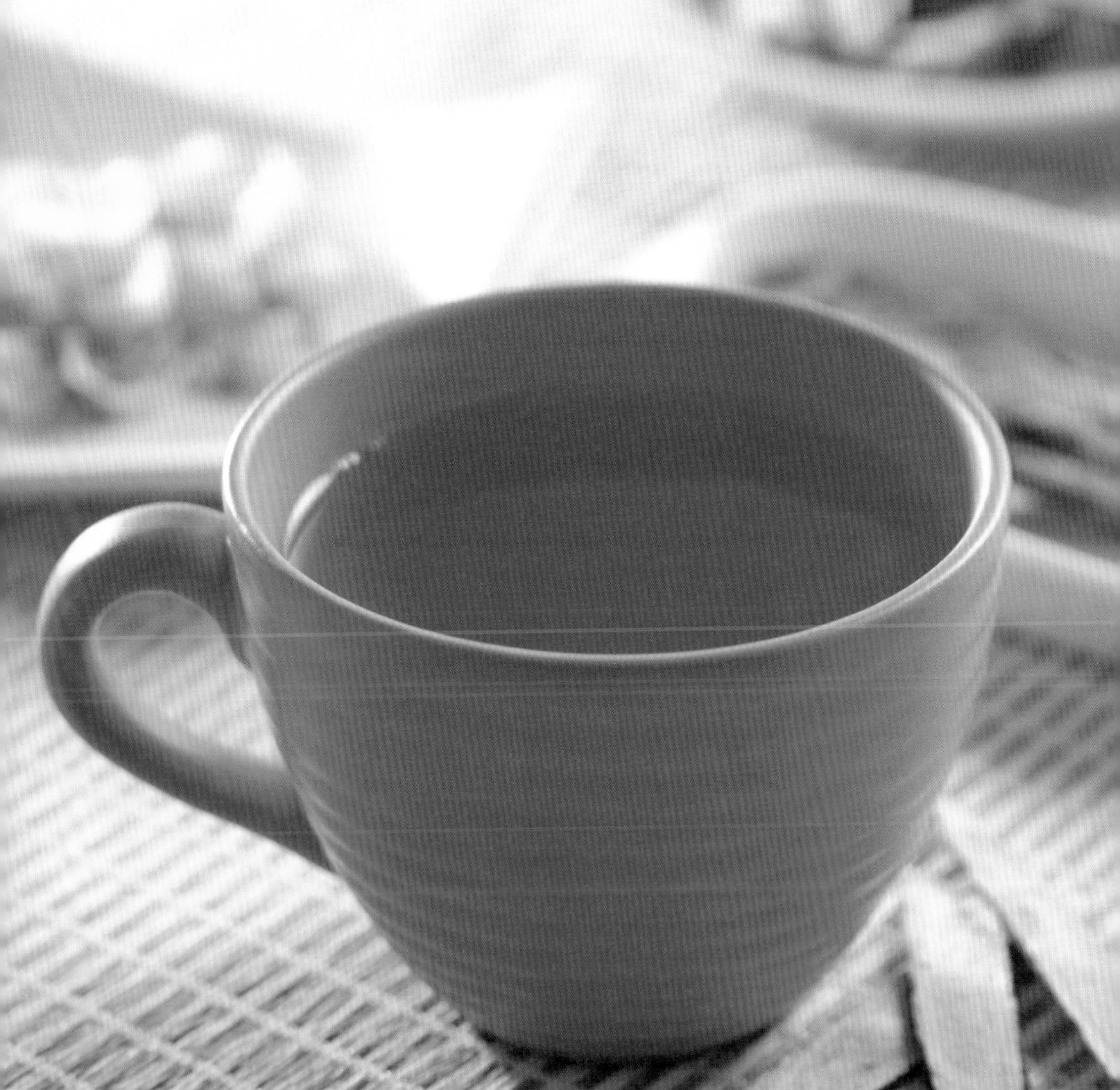

百合的歷史

百合花在全世界都被視為聖潔的象徵。在西方有許多關於百合的傳說，《聖經》中記載百合花是由夏娃的眼淚所變成，為純潔的禮物，因此世人認為百合花是純潔清新的代表，也象徵著聖母的純潔高貴，因此百合花又被天主教徒稱作「聖母之花」。

在中國古代，百合花開時，散發出淡淡的幽香，因此文人把它和水仙、梔子、梅、菊、桂花和茉莉等稱作「七香圖」。

為什麼要喝百合補血茶

百合補血茶對氣血虛弱，容易生病、疲倦，常常面色蒼白，時有頭暈眼花、心悸失眠等現象者，有補血活血、潤澤肌理、提升氣色、抗早衰、促進傷口癒合的效果。

百合補血茶的功效

1. **治療失眠**：容易腦神經衰弱、精神恍惚、焦慮健忘及失眠多夢的人，飲用百合補血茶可以改善症狀。
2. **幫助氣血循環**：女性在生理期間，容易生理痛或者經期不順，或體質屬氣血虛弱的人，百合補血茶可以有效改善舒緩症狀。
3. **增強抵抗力**：對於免疫力較差，易感冒和生病的人，經常飲用可以增強抵抗力，有很好的效果。

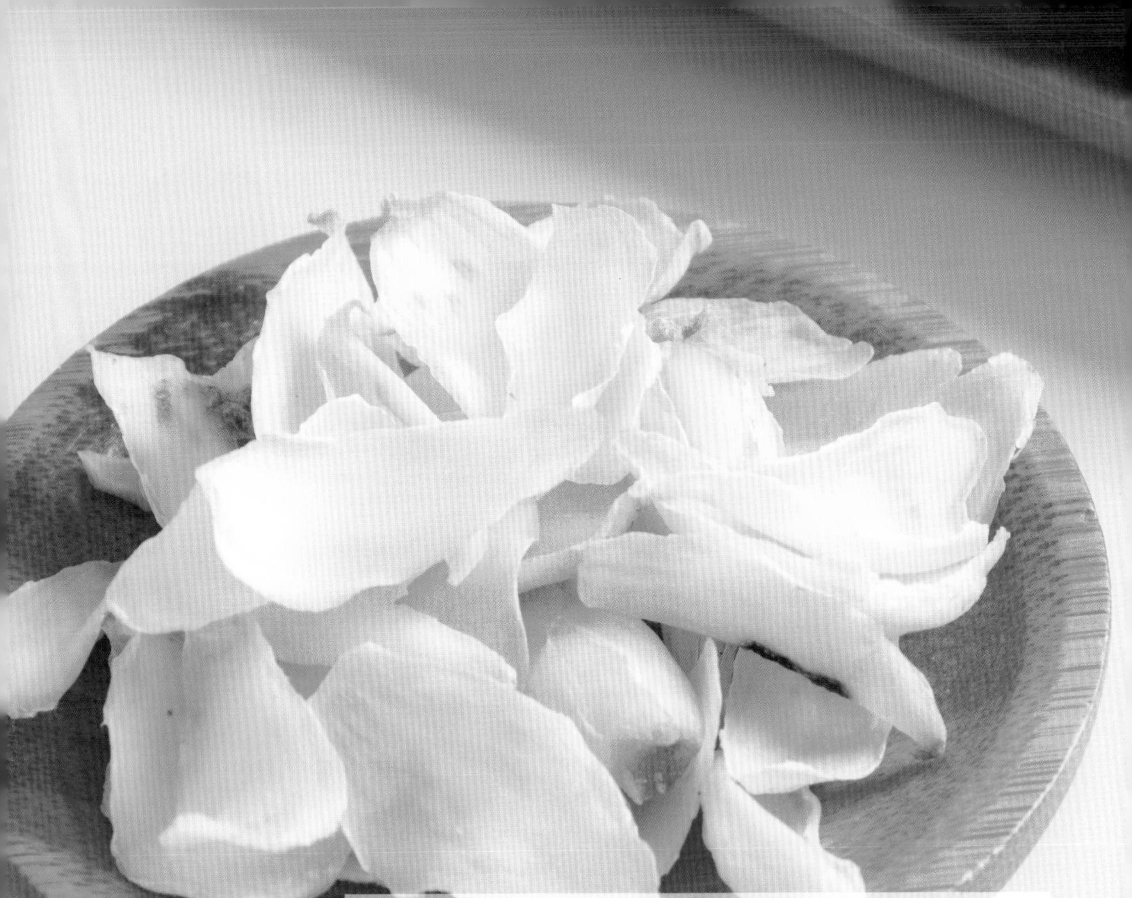

百合補血茶沖泡方法

材料

水	500 毫升
百合	10 克
當歸	5 克
黃耆	20 克

泡製方法

1. 將百合洗淨。
2. 將水煮沸後，放入所有材料。
3. 用小火燜煮 10 分鐘，濾汁後即可飲用。

Point

發燒、火氣大、口乾舌燥者不宜多服此茶方，因當歸、黃耆較燥熱，可能過於滋補。

保健養生 11

銀杏葉養生茶

高齡保健

乾燥的銀杏葉是珍貴的中藥材，能活血化瘀、通絡止痛、化濁降脂，效用廣泛。

上班族每天忙碌工作，只要手邊的代辦事務一多，有時候都會懷疑自己是不是記憶力衰退，上一刻才說要做的事情，下一秒就忘記了。此時不妨試試銀杏養生茶，因為它除了能夠減低血脂，還可以改善記憶力，並有活化腦部功能的效用。

銀杏的歷史

相傳元朝末年，明太祖朱元璋帶領義軍與元兵交戰，在一次戰鬥中，朱元璋的軍隊節節敗退，死傷無數。撤退時，朱元璋偏又與軍隊失散，此時元兵乘勝追擊，朱元璋心

銀杏小檔案

銀杏，落葉大喬木。扁平葉呈扇形，中有縱裂，具有長長的葉柄，秋天變成亮麗的金黃色。灰色的縱樹皮有縱葉紋，果實球型，成熟時黃白色，種子是中藥材，稱白果。一棵銀杏從栽種到結果要近百年，歷經數代，因此有公孫樹的別名。

早在宋代，銀杏就已用來治療疾病，不管是葉、根、樹皮，甚至果實（白果）等都可以入藥，是中醫裡十分重要的藥材。

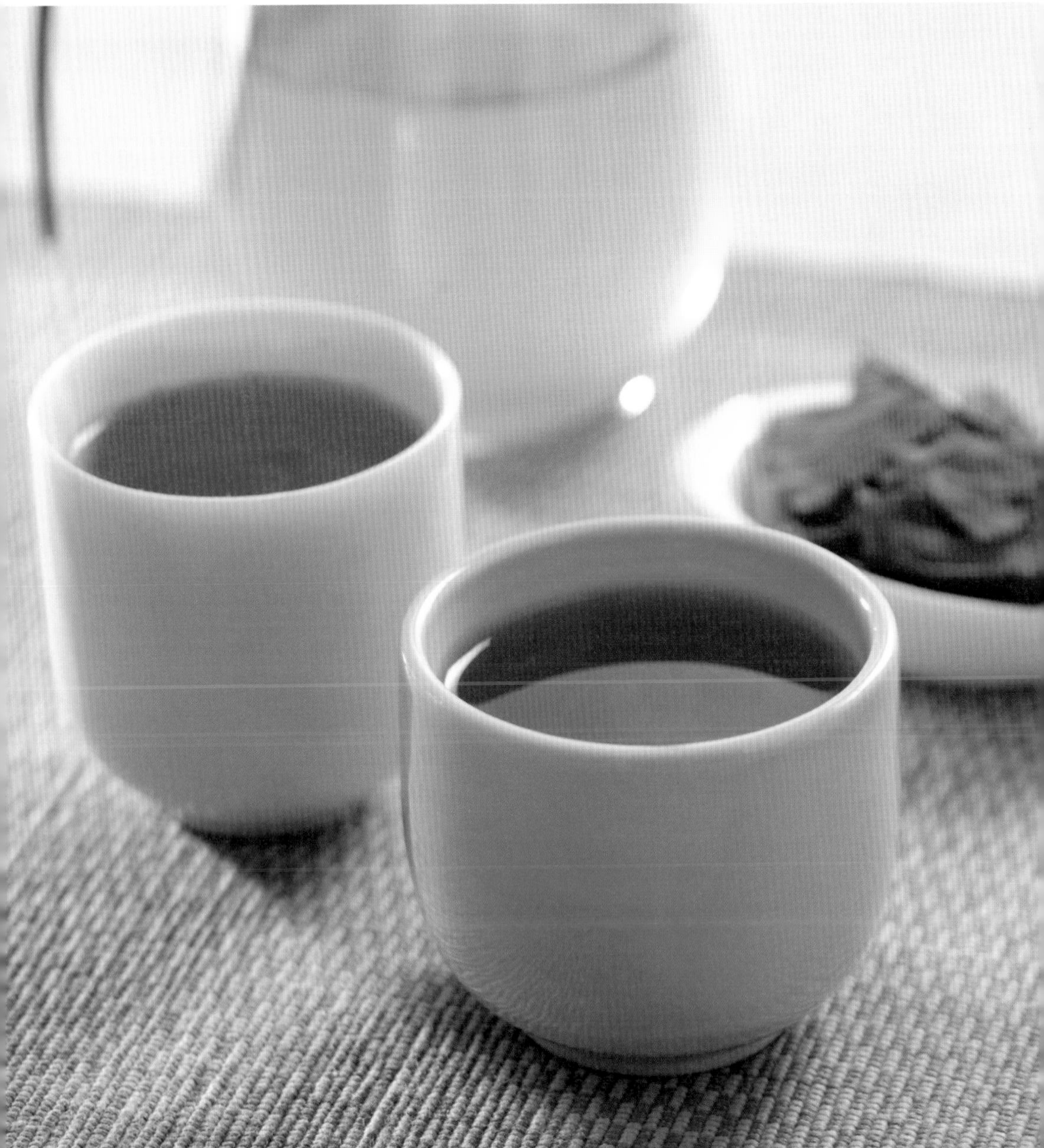

想，這時即使往山上逃跑也已經來不及了，且軍隊回頭會找不到他，但隻身留在原地，又很難和元兵對抗。情急之下，他只好隱蔽在路邊兩株大銀杏樹後。

這時，大隊元兵已來到近前。朱元璋緊緊靠在大樹上，暗暗祈禱：「大樹啊，快幫我逃過此劫吧！」說也奇怪，兩株銀杏樹慢慢靠攏，把他夾在中間，嚴嚴實實地遮擋起來。元兵飛奔而去，誰也沒有發現樹後有人。此時，兩株大樹又慢慢分開，朱元璋謝過大樹趕緊離去。他與隊伍會合後，向元兵發起反攻，奪取了最後的勝利。後來，人們把這個村叫「白果村」，把大明山朱元璋點過將的地方，叫「點將台」。為報答銀杏樹救命之恩，朱元璋登上皇位後，曾下詔書說「農桑為衣食之本」，極力提倡百姓植樹造林。

為什麼要喝銀杏葉養生茶

銀杏可以降低人體內的血脂，而銀杏葉則有活血止痛及斂肺的功效，可降低罹患冠心病的機率，減輕心絞痛的症狀；對於耳鳴及失智症症亦有一定療效。在德國，銀杏葉甚至被製為治療耳鳴與失智症的藥物。

銀杏葉養生茶的功效

1. **預防心血管疾病：**銀杏葉中含有的黃酮體、雙黃酮體、銀杏內酯類化合物等成分，能活化血小板功能，使血液不會凝結成塊，可以促進動脈與靜脈的血液循環，因此經常飲用能預防心血管疾病、腦血栓與中風。
2. **增強記憶力：**銀杏葉能活化腦部，因此能有效減緩失智症惡化，並增強記憶力。

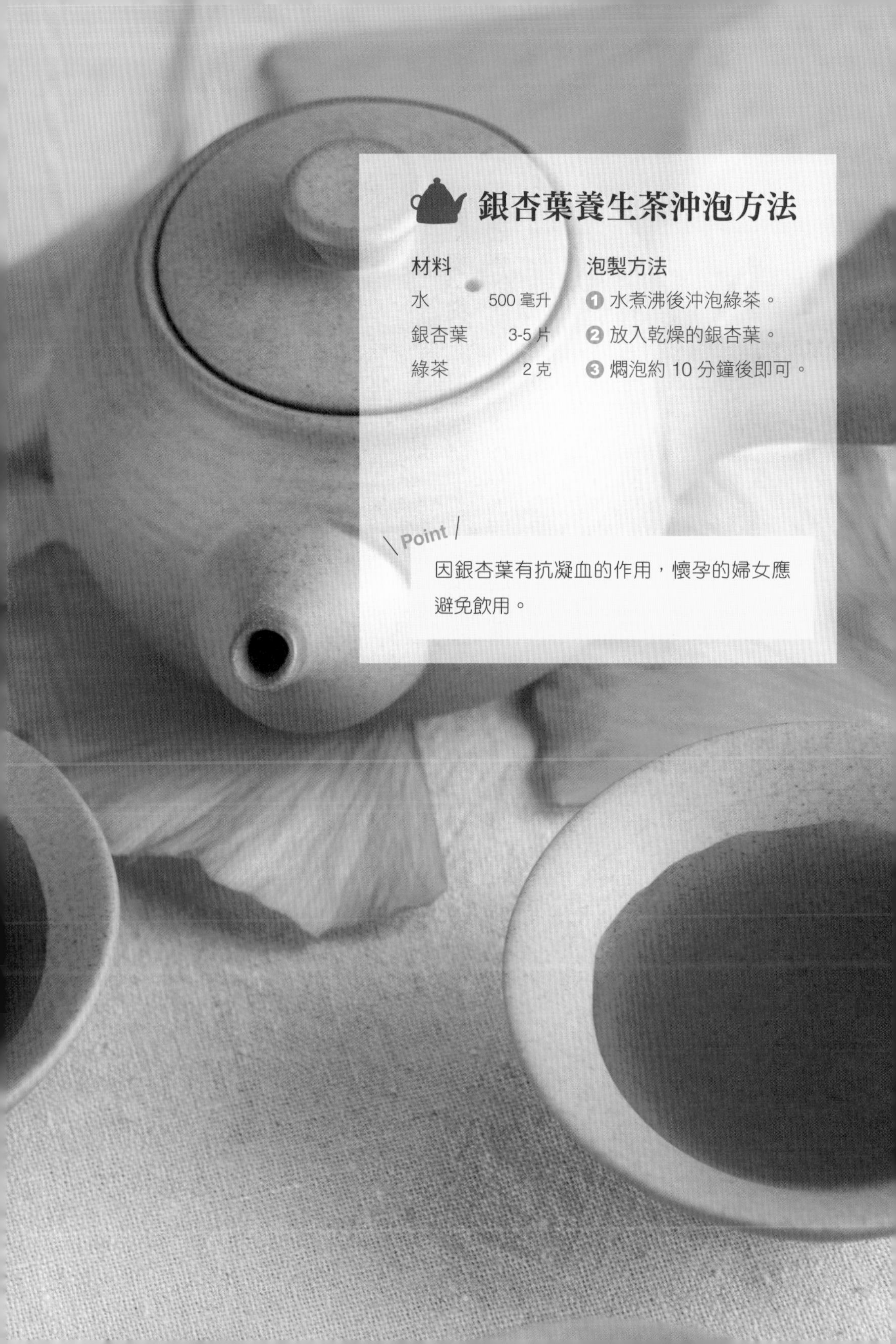

銀杏葉養生茶沖泡方法

材料	
水	500 毫升
銀杏葉	3-5 片
綠茶	2 克

泡製方法

1. 水煮沸後沖泡綠茶。
2. 放入乾燥的銀杏葉。
3. 燜泡約 10 分鐘後即可。

Point

因銀杏葉有抗凝血的作用，懷孕的婦女應避免飲用。

保健養生 12

高齡保健

首烏益智長壽茶

何首烏可使白髮反黑，補肝強腎之效用極佳。益智仁在中醫能用以治療腦部疾病，並有澀精固氣之效。

隨著社會逐漸邁向高齡化，家中有長輩罹患失智症的情形也越來越常見。

中醫認為失智症最主要的病因，就是「虛、痰、瘀」，對於臟腑，包括腎、脾、肝，都會產生影響。首烏益智長壽茶是一道簡單又方便取得的茶方，對人體臟腑具有很多保健作用，除了可以預防失智症，也可預防因飲食不良而產生的高血脂。

何首烏的歷史

傳說中漢朝才子司馬相如因勞碌而致早生華髮，漢武帝派了個太醫為他醫治。太醫

何首烏小檔案

何首烏，別名赤首烏、夜交藤、紅內消、多花蓼。性味苦、澀，微溫。秋、冬季葉枯萎時採挖，削去兩端，洗淨，切厚片，曬乾；以黑豆汁拌勻，蒸至內外呈黑褐色，曬乾用，稱為首烏。

何首烏能促進細胞生成，增強免疫功能，降低血糖；對心肌有興奮作用，能減慢心率，增加冠狀動脈血流量；可降低膽固醇，減輕動脈硬化，有促進腸管蠕動的作用。

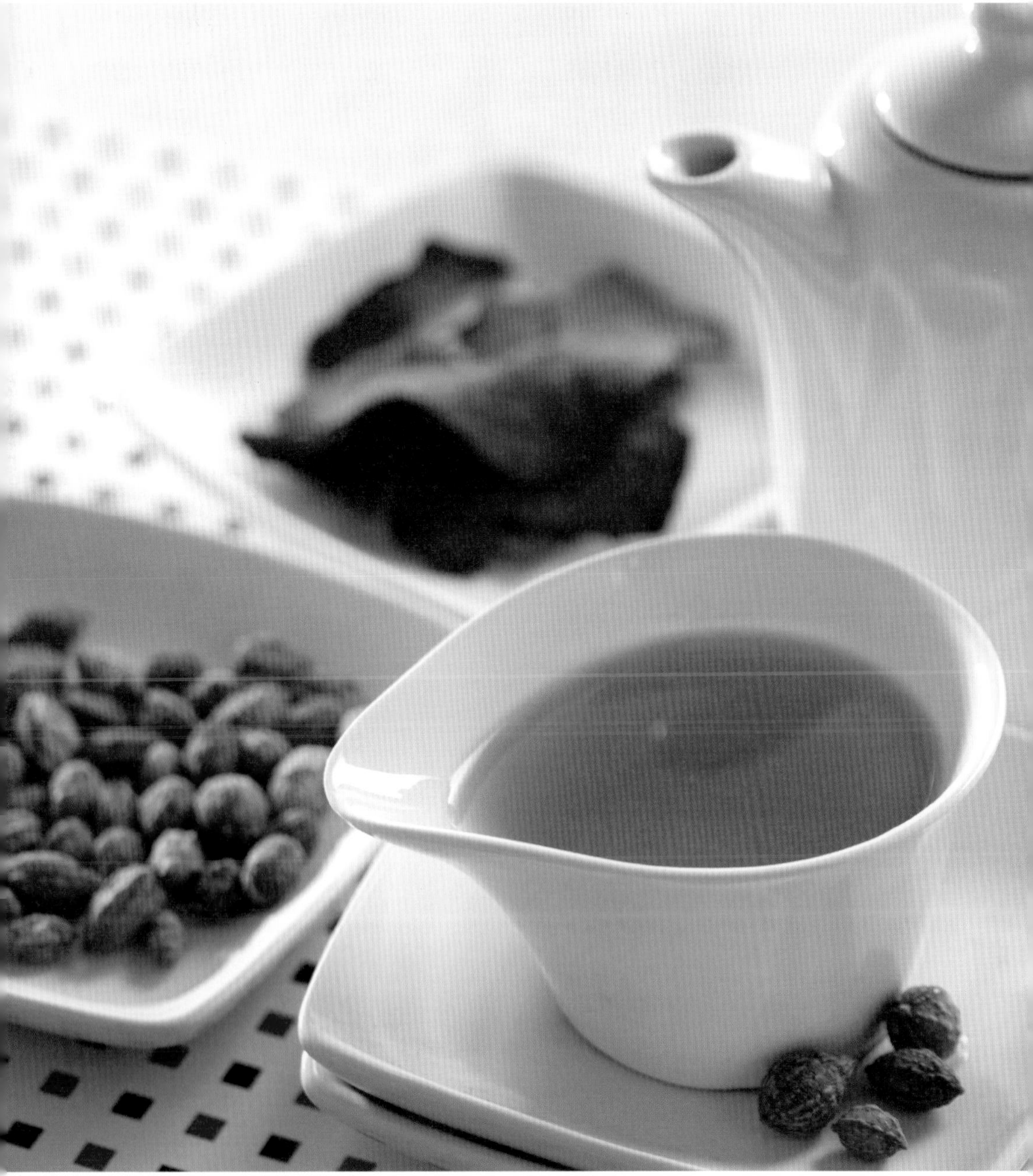

說有種紅褐色、不知名的藥可以使白髮變黑。司馬相如吃了，白髮真的變黑，因而為這種不知名的藥命名首烏，又因太醫姓何，就稱為何首烏。至明朝嘉靖年間，有方士以何首烏為主藥的七寶美髯丹進貢給皇帝，明世宗服藥後，連生皇嗣。

為什麼要喝首烏益智長壽茶

長期飲用可以補強肝腎功能，益精血，少年白髮，能獲得不錯的改善。首烏益智茶也有潤腸效用，還可解毒及養心安神。失眠者飲用可以安定神經，減少失眠、頭暈的狀況。

首烏益智長壽茶的功效

1. **預防高血壓**：有高血壓、高血脂的人，常飲可以預防高血壓的症狀。
2. **改善便祕**：因為陰虛體質關係引起不易排便，大便乾燥的人，多喝首烏益智茶可以獲得改善。
3. **延緩衰老**：長期飲用可以增強免疫力、促進代謝，使細胞發育旺盛，壽命延長，調節體液平衡，增強機體抵抗力，延年益壽。

首烏益智長壽茶沖泡方法

材料		泡製方法
水	500 毫升	❶ 先將水煮沸後。
何首烏	15 克	❷ 放入所有的材料後，以小火燜煮。
益智仁	15 克	❷ 約 10 分鐘後，濾渣後即可飲用。

Point

容易腹瀉者不宜飲用。

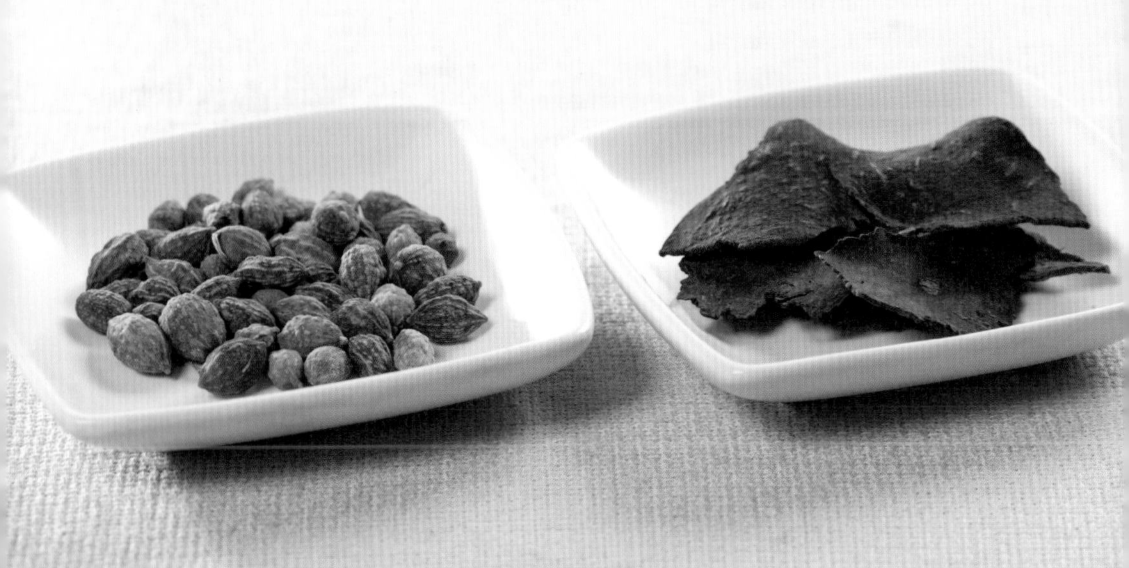

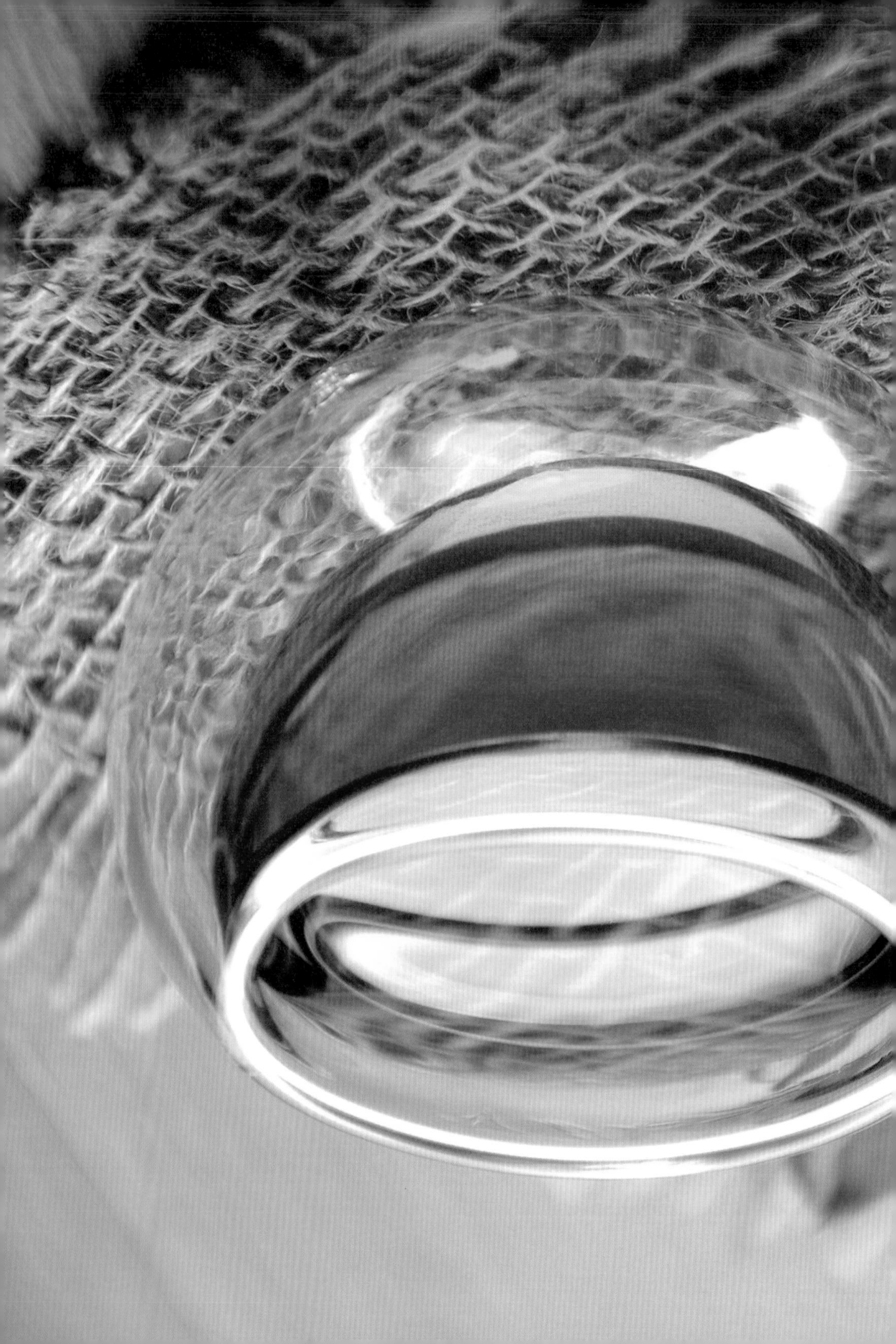

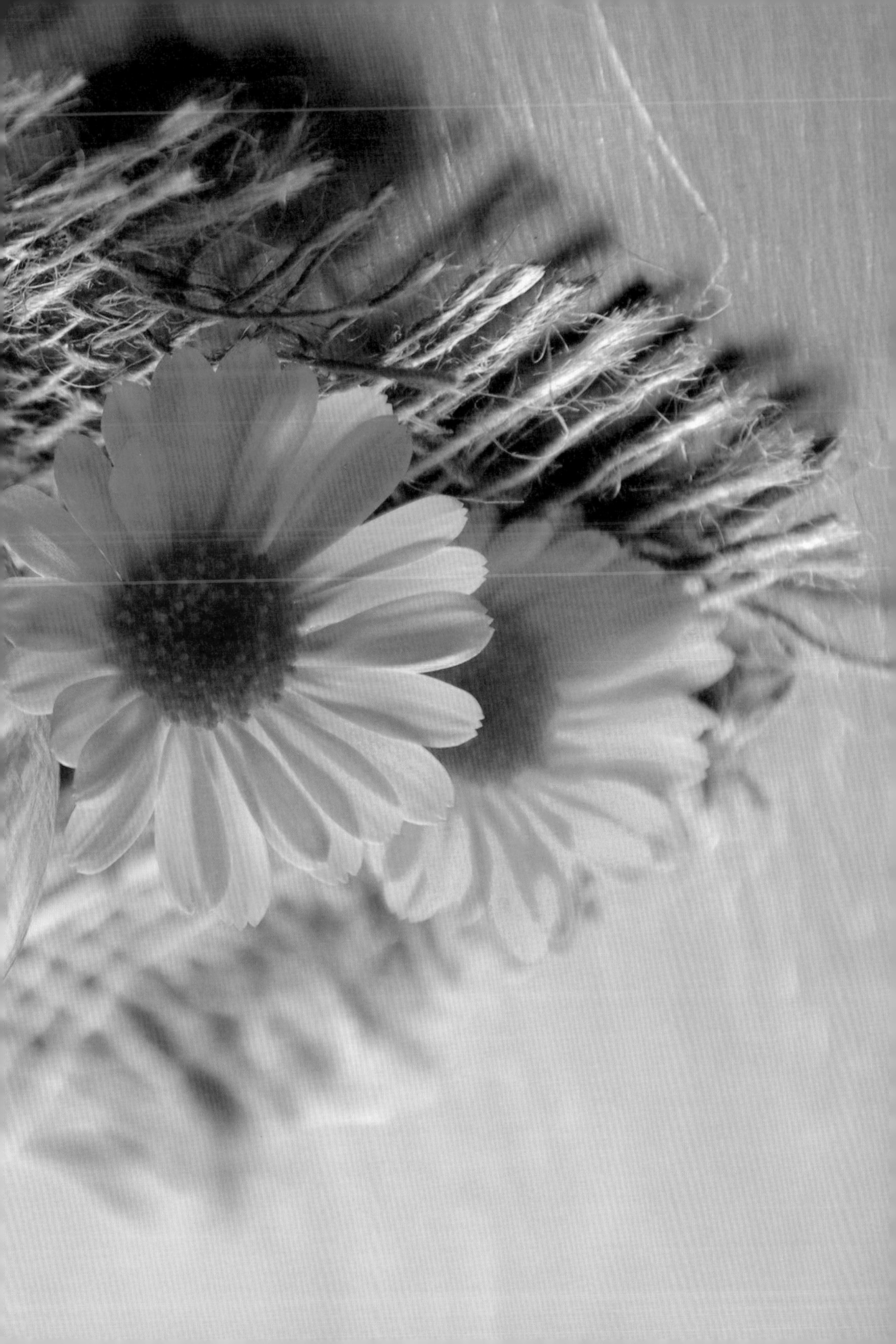

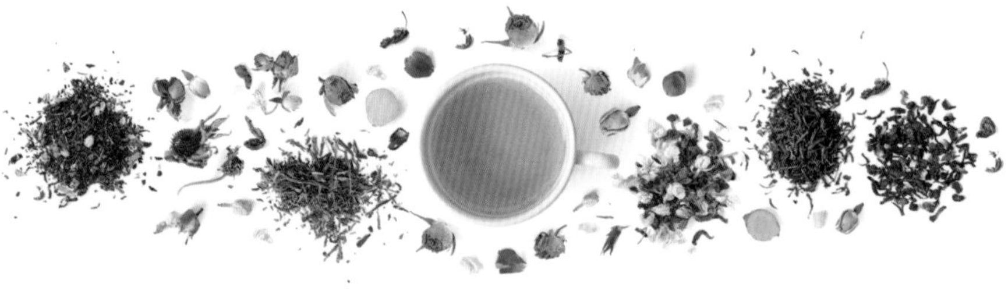

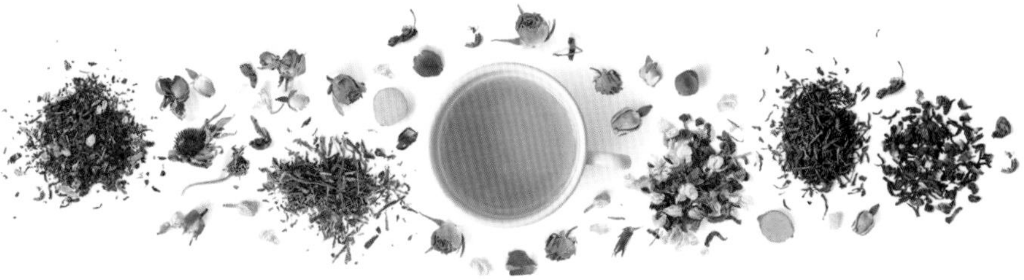

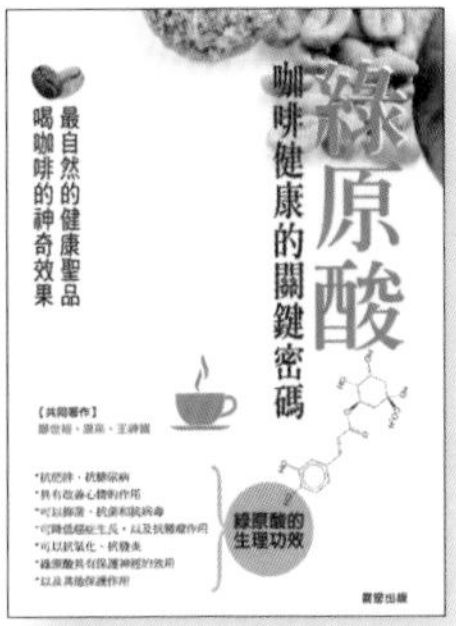

綠原酸：咖啡健康的關鍵密碼

鄭世裕、原來、王神寶著／定價 350 元

對人體健康的八大生理功效，專業的植物藥理醫學書

綠原酸可以在食物和草藥中找到，如蘋果、洋薊、牛蒡、紅蘿蔔、咖啡等，又以咖啡含量最高。綠原酸是一種生物活性膳食多酚，具有多樣治療作用。如抗氧化活性、抗菌、保肝、抗炎、解熱、保護心臟與神經、抗肥胖、抗病毒、抗微生物、抗高血壓，能清除自由基並作為中樞神經系統的刺激物。

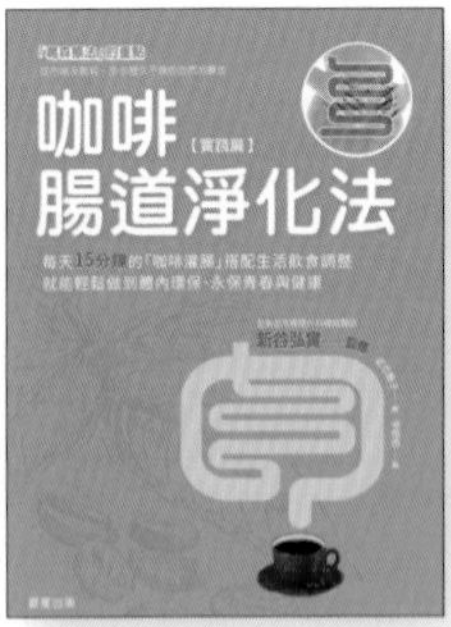

咖啡腸道淨化法：每天只要 15 分鐘，咖啡灌腸與調整飲食生活，就能輕鬆排毒，永保青春

新谷弘實監修，武位教子著，李毓昭譯／定價 350 元

腸道界專家新谷弘實監修，
在家就能輕鬆做的體內淨腸法

現代人大都有便秘的問題，而便秘所產生的影響，就是讓皮膚粗糙、口臭、肥胖、長痘瘡，甚至食欲不振，也可能導致大腸息肉或癌症。用稀釋的咖啡液沖洗結腸，可將有害細菌與污染物排出體外，並促進肝臟排除血中毒素。藉由咖啡灌腸與調整飲食生活，塑造健康身體，輕鬆恢復元氣與青春。

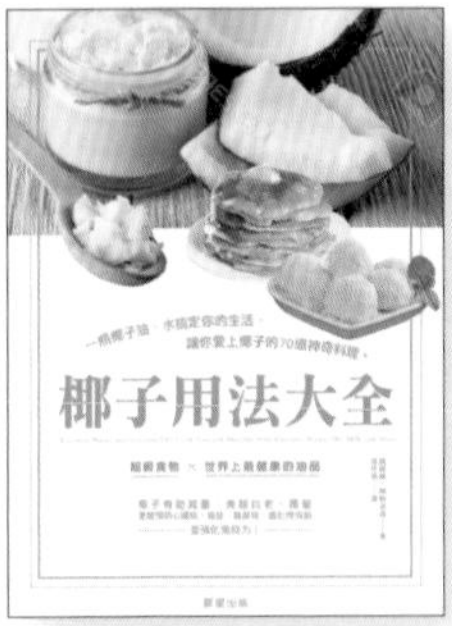

椰子用法大全：一瓶椰子油搞定你的生活，讓你愛上椰子的 70 道神奇料理

凱薩琳 · 阿特金著，郭珍琪譯／定價 320 元

簡單、天然！ 70 道經典美味料理，
吃出椰子的驚人療癒力！

椰子含有豐富的鉀、鎂等礦物質，而且熱量低、不含脂肪與無膽固醇，近期研究還發現能預防阿茲海默症。本書教你如何將椰子變成一道道美味的料理，讓你吃得開心又健康！

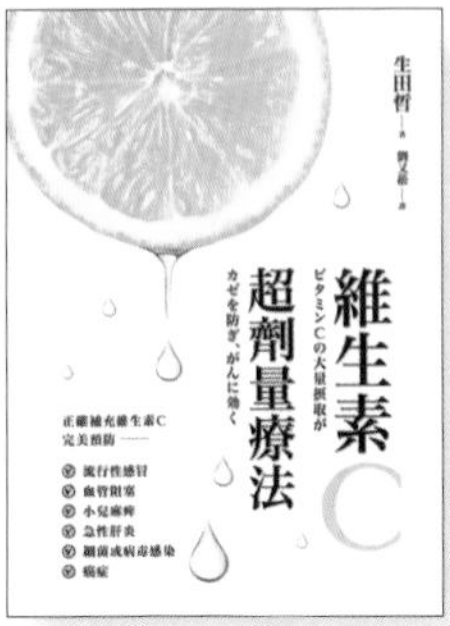

維生素 C 超劑量療法

生田哲著，劉又菘譯／定價 350 元

科學證實，只要血液中的維生素 C 保持在一定濃度，
即可創造身強體壯的高品質人生。

維生素 C 不僅對感冒有效，對於感染、心肌梗塞、腦中風，甚至癌症，都有預防效果。大量攝取維生素 C 能塑造不易患病的體質，作為食品食用，安全、便宜，且無副作用。日本藥學博士教你如何攝取維生素 C，以發揮其預防疾病及保健作用，打造健康人生。

國家圖書館出版品預行編目資料

泡杯養生茶：中醫名家37道提升自癒力的私房茶療，讓你不用藥也健康！／吳建隆作.——初版.——台中市：晨星，2020.01
面；公分.——（健康與飲食；32）

ISBN 978-986-443-962-1（平裝）

1.食療　2.養生　3.茶葉

413.98　　108022033

健康與飲食 32

泡杯養生茶：
中醫名家37道提升自癒力的私房茶療，讓你不用藥也健康！

可至線上填回函！

作者　吳建隆
主編　莊雅琦
執行編輯　林莛蓁
網路編輯　柯冠志
文字協力　何錦雲
封面設計　王穎
美術編排　林姿秀

創辦人　陳銘民
發行所　晨星出版有限公司
台中市407工業區30路1號
TEL：04-23595820　FAX：04-23550581
E-mail：service@morningstar.com.tw
行政院新聞局局版台業字第2500號
法律顧問　陳思成律師
初版　西元2020年1月6日

總經銷　知己圖書股份有限公司
106台北市大安區辛亥路一段30號9樓
TEL：02-23672044 / 23672047 FAX：02-23635741
407台中市西屯區工業三十路1號1樓
TEL：04-23595819　FAX：04-23595493
E-mail：service@morningstar.com.tw
網路書店 http://www.morningstar.com.tw
讀者專線　04-23595819#230
郵政劃撥　15060393（知己圖書股份有限公司）
印刷　上好印刷股份有限公司

定價 450 元
ISBN　978-986-443-962-1